U0054557

思想觀念的帶動者
文化現象的觀察者
本土經驗的整理者
生命故事的關懷者

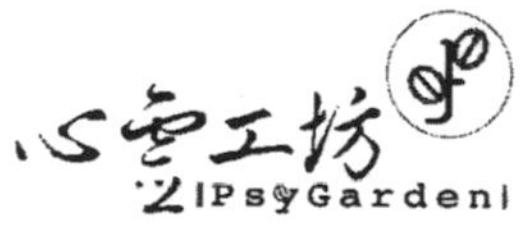

Holistic

探索身體，追求智性，呼喊靈性

攀向更高遠的意義與價值

是幸福，是恩典，更是內在心靈的基本需求

企求穿越回歸眞我的旅程

原能量
穿梭時空的身心療法

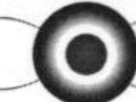

Fundamental Energy
Healing Across Space And Time

王曙芳 著

獻給我的父親和母親

致謝

本書的誕生，首先得特別感謝所有在能量心理療癒上啟發我的老師 Andy Hahn，Brugh Joy，Tapas Fleming，Gary Craig，Roger Callahan，Phil Mollon，Donna Eden，Vianna Stibal，Stephen Brook，Janet Thomson，Claudio Naranjo，Helen Palmer，Tom Kenyon，Barbara Ann，Hjálmar Jónsson；引導我探索內心與生命的靈性導師 Hazrat Inayat Khan，Puran Bair，Susanna Bair，Thich Nhat Hanh，Elijah Imalay；這三年來一直給我打氣的友人 Fredrik Normemark，Caroline Dale，Victor Marino，Christopher Head，Simon Linzell，Tony Dickinson，鄭家明，謝文宜，楊索，許悔之，楊菁；對本書的寫作和架構給予我寶貴意見的摯友張小虹和蔡珠兒。而如果沒有好友王浩威三年前提議我書寫此書，邀請我寫作的心靈工坊總編輯王桂花，還有在我嚴重拖稿之際仍鍥而不捨、溫柔敦促我的編輯周旻君，這本書根本不會出現。最後，由衷感激為此書定調裁衣的楊雅棠，他在我不斷更新內容和截稿的壓力之下，依然氣定神閒，完成絕佳設計，教本書讀來賞心悅目。除此之外，一定要答謝的是我所有的個案和學生，因為他們給我機會，見證許多精彩動人的生命故事，他們每個人都是我的老師。差點忘了，也得謝兩隻常坐我腿上打鼾，陪伴我寫作的貓，Rami 和 Elka。

能量心理學將帶給我們什麼新玩意？

王浩威
專任心理治療師、作家

認識曙芳已經是很久的事了。還在大學時，當大家都還是文藝青年的時候，就透過間接的朋友互相認識。後來，她到《中國時報》工作，我成為她的作者之一，往來更密切。後來她到了英國，我去倫敦還會找她帶路去酒吧等地方聽音樂、一起玩。那時候的她是朋友中一個重要的橋樑，因為她熟悉歐陸許多重要的樂團，甚至還跟他們巡迴演出。我們一直以為她將成為一位了不起的音樂製作人，將歐陸和亞洲的音樂成功地結合起來。然而，正如她在書裡面所寫的，這個夢想終究還是失敗了。

現在回想起來，那個音樂的夢想還是相當迷人的。如果晚個十來年，也就是現在，文創變成人人熟悉的名詞，是投資客的熱門話題，連政府都認為是產業的終南捷徑，我想曙芳是每個人都搶著認識的炙手可熱的人物。

只是可惜她早了十來年。

曙芳總是比別人來得早，她離開音樂後進入的能量心理學領域也是如此。這許多年來，每次她從英國回來，總會和我們分享各種不同的學習心得。我們也看著她，從一個門外漢變成圈內人、治療師，然後成為一個了不起的訓練師。能量心理學也好，能量醫學也好，都是新大陸，對我這樣一個學醫兼心理學背景的專業人來說，總是有點心驚肉跳的。然而，因為工作的緣故，經常要接觸心理學和精神醫學的新領域，儘管它們充滿不確定的假設，我知道那也是人類未來可能性的潛在陸塊。

在我們的西方醫學訓練背景裡，能量心理學這個名詞帶有多重聯想，而且通常都不是正面的。首先，它是一個抽象的名詞，是無法實證的，若套上西方對科學的定義，它就是不科學的。其次，它是一個十分東方的名詞，總是和針灸、太極、穴道、經脈等等牽扯在一起。

然而，這樣的想法其實又是窄化以後的西方觀點。

真正的西方醫學或心理學是十分多元的。任何一個到阿爾卑斯山山麓旅行的遊客，不管是到了義大利、奧地利，或是瑞士和德國，都會驚訝地發現小鎮上許多歷史悠久的草藥藥房或另類療法診所，而這些知識都沒有寫進西方醫學的教科書裡。我們在台灣也好，在中國也好，在任何一個非西方角落所接受的西方教育或知識，其實都是經過選擇以符合狹義科學定義的醫學，許多非正統的西方醫學也就不為人所知了。

然而能量醫學或是能量心理學，其實都是西方多元傳統的一支。

希臘哲學家亞里士多德兩千多年前就提出了潛能性和實現性（Potentiality／Actuality）的二元觀念，來解釋包括心理在內的大自然種種物理、生理等現象。而這樣的概念當中就隱藏著心理能量的觀念。從此，關於（心理）能量的這些討論陸續不斷。十七世紀，繼承且批判笛卡爾心物二元論的英國哲學家亨利・摩爾（Henry More, 1614-87）在《柏拉圖的心靈之歌》（*Psychodia platonica*）更進一步提出心靈能量是出現在心靈每一個念頭內的主張。在這些傳統下，心理學的發展也繼承了這一切。

佛洛伊德在維也納大學醫學院畢業後，進入生理實驗室追隨布呂克（Ernst Wilhelm von Brücke, 1819-92）這位偉大的生理學家和物理學家，他的觀念影響了佛洛伊德精神分析的想像。他在《自我與本我》中，用能量的觀念來建構力比多的概念，確定了日後理論的發展方向，成為精神分析的基本精神之一。榮格則在《心靈能量》（*Psychic Energy*）進一步敘述，因此影響了稍晚的阿德勒以及日後克萊恩等人的精神分析理論。

在精神分析的發展過程中，甚至整個心理學發展過程中，生理和心理的能量是一直在場的，兩者對生理和心理產生作用的機轉也是圈內不斷在討論的。以精神分析師亞伯拉罕的學生亞歷山大（Fraz Alexander, 1891-1964）為首所提出的身心醫學是一種切入的方式，佛洛伊德的二代弟子賴希（Wilhelm Reich, 1897-1957）提出生物能量相關的理論也是一種方式，而榮格學派始終視這領域為主角，發展出許多相關理論，也帶出很多心理治療流派。

究竟能量心理學能不能在心理學裡開展出一個天地，甚至佔有一席之地，仍是很難預期的。然而，可以確定的是，能量心理學將帶給我們更多的可能性，拓展心理學和心理治療原來的領域，甚至更了解生物的身和心和外界環境之間的奧妙關係。如果說能量心理學是人類心理學可能的未來，一點也不誇張。

我很高興看到曙芳能夠將她多年的經驗整理成書，以個人的經驗穿梭其中，為中文世界的讀者梳理出能量心理學的發展現況。

這一本書，正是目前想要繼續擴展的台灣心理治療學界所需要的，相信對於那些持續思考而且質疑臨床工作的有限性的同業朋友，都同意我這樣的說明。

在能量療癒中，我們相遇

謝文宜
實踐大學家庭研究與兒童發展學系副教授

第一次認識曙芳，是透過友人介紹的，及肩的長髮，黝黑清澈的雙眸，漂亮的臉蛋，穿著輕鬆自在又浪漫，既優雅又熱情地談著她正在籌劃的音樂專輯，聲音沉穩、好聽，雖然我對於他們正在談論的音樂一點也不懂，但就是忍不住欣賞面前這個聰慧美麗又有自信的女人，而且她也很細心體貼，總是不忘用她的方式同時照顧到初次見面坐在一旁的我。她的存在讓我覺得放鬆、信任及舒適，那時候心裡曾閃過一個念頭，這個人蠻適合做助人工作的。沒想到幾年之後，她真的走上療癒者這條道路，而且以此為專業，讓我不得不佩服老天巧妙的安排！

當我拿到這本書的書稿時，一開始閱讀便覺得好難放下，曙芳真是個說故事的好手，跟隨著一個又一個引人入勝的實際案例，帶出一種接一種令人讚嘆的能量治療法，讓我好幾次忍不住跟著她的描述，試著自我療癒，那種感覺很像是回到小時候，進到一個充滿各式各樣五彩繽紛的糖果屋一般，好奇、興奮、每種都想要嘗試。但是這當中讓我最感動的，是她和通靈者貝瑞巧遇的那一段，當貝瑞告訴她從事療癒工作才是她的天命時，她描述著：「貝瑞的話如雷轟頂，把我的世界炸得七零八落。好不容易花了十多年的時間建構起音樂的專業領域，就要這樣放棄嗎？我才不服。」她後來慟哭了二十多分鐘，「他說的話完全不合邏輯，離我的理性經驗太遙遠，可是，內在某部分的我直覺知道他說的是真的。」於是，她開始「一步步往一個全新的方向走去……」短短的一兩段話，但卻令我熱淚盈眶，這是需要多大的勇氣以及信任，才能夠跨出這一大步！Following the flow，順流，聽起來很容易，做起來卻是相當困難的，因為我們的我執總是想要堅持用自己的方式，達到自己早已設定好的目標，哪能輕易被影響或改變？即使上帝現身在我們面前，告訴我們得放棄原本的理想並換個方向，我們說不定事後還懷疑那不是上帝，而是一個幻覺，這就是人類的通病。曙芳能夠放下自己的理性與經營多年的夢想，順流去追尋新的方向，謙虛地從頭學起，終究也走出一條順應天命的大道，這一點是讓我十分佩服且羨慕的。

當曙芳剛開始回台灣分享所學時，由於她家在南部，上台北時曾經有幾次住在我家，也因此有更多時間跟她討論能量治療的議題。其實我本身在多年前也曾學習過 EMDR（眼動減敏與歷程更新治療）和 TFT（思維場治療法），親身體驗過這些方法的神奇效果，另外也多年跟著 POV（Psychology of Vision）的恰克及蘭西．史匹桑諾這對老師學習身心靈方面的療癒，因此對這些能量治療的方法不算陌生，曙芳帶來的像是 TAT 和 LCT，除了整合傳統的心理治療、身體的記憶及能量療癒之外，更加入了靈性的觀照，這是我所喜愛的，我也有幸跟著她有些新的學習與體驗。還記得有幾次她和我就坐在我家的客廳地毯上談心，她還用這些方法幫我做了幾次療癒，現在想起來依然很感恩有這樣的機緣。後來曙芳很認真地在台灣訓練了一批學生，目前已經有幾位獲得認證，年初有一段時間由於自己經驗到一些令人難以解釋的狀況，身心深受外來能量的干擾，雖然生活中並沒有發生任何事，卻是隨時隨地會莫名傷心地落淚，令我不堪其擾，很感謝當時曙芳在台灣的三位高徒聯手幫我做了ＬＣＴ，讓我的身心有種重獲自由的釋放。

傳統的心理治療是不太談能量的，更不會有鬼魂、外靈或前世之說，近兩年因為練習瑜珈和氣功，身體的敏感度增加不少，較能夠覺察到能量在身體中的變化，也因此更清楚曙芳在書中所談到許多狀況的存在，驚覺之前和有些個案在進行心理治療時所面臨的某些挑戰，有可能根本不全然是個案的問題。我開始理解到當身體中有能量卡住無法疏通時，健康也會受到波折，或是當我接觸到充斥過多負面能量的人，又不小心接收到自己體內時，是會對情緒產生極大影響的，透過一些簡單的能量治療技巧，能夠較輕易的排除這些不屬於我的負面能量，而使情緒重歸平衡，這對於經常與人交心、工作的我是助益良多的。接觸到能量治療，不但拓展了我在心理治療中的視野，更讓我在助人工作上多了一些可以運用的資源與工具，很開心曙芳終於將她所學到的一切寫下來跟大家分享，相信這本書能夠幫助到更多人，也會讓大家更了解與貼近自己能量的狀態，進而理解它奧祕與神奇之處。

目錄

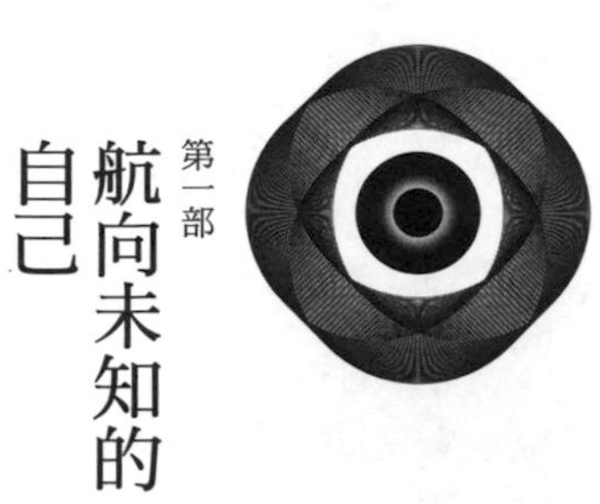

第一部 航向未知的自己

一開始

闖入能量心理學

夢境和記憶

身體意識的甦醒

恍若隔世

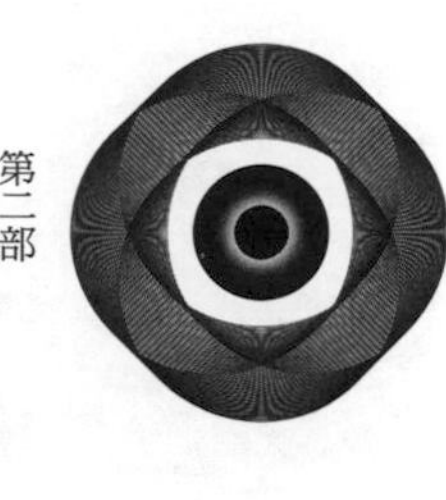

第二部

能量心理學

塔帕思穴位指壓療法——TAT

生命中心療法——LCT

肌肉測試——探詢無意識的方法

第三部

關於療癒

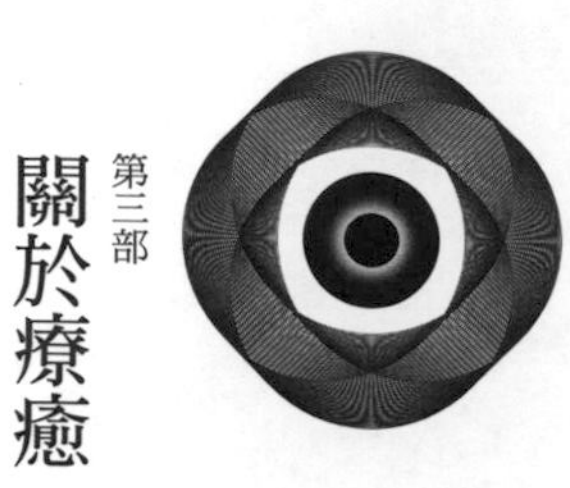

這一切經得起檢驗嗎？

療癒的變遷

原能量是我們的本質，我們的基礎和源起。

原能量也是無限的潛力，聯繫萬物的精微網，牽動宇宙的意識力。

療癒其實是一段自我覺察，找回自己原能量的旅程。

在旅途中，你不斷剝除對自己無益的想法和觀點，重整生命因受創、震驚而扭曲或錯置的能量訊息；
你穿梭時空，更新記憶，讓受阻的能量流轉，修繕破裂的能量場，使自己恢復完整。

啟動原能量，就是跟自己真實在一起，重新記得你是誰。

本書的寫作受很多療法的啟發，為了協助大家明白這些療法的使用方式和其可能性，書中盡可能忠實呈現這些方法學，然而，對於這些方法及其原理的描述純粹是作者個人的理解與觀察，並不代表各方法發明者的意見。

關於這些方法的陳述並不是為了要教導讀者使用這些方法，僅是為了加深讀者的認識。意圖使用這些方法進行個人療癒或從事治療的工作者，必須進一步尋求適當而且深入完整的學習，才能確保使用上的安全及正確。由本書相關章節註釋當中所列出的網站，讀者可以查詢課程消息，或與得到認證的訓練師取得聯繫。

書中所陳述的任何方法與見解，並不意圖取代任何適當的醫療保健。

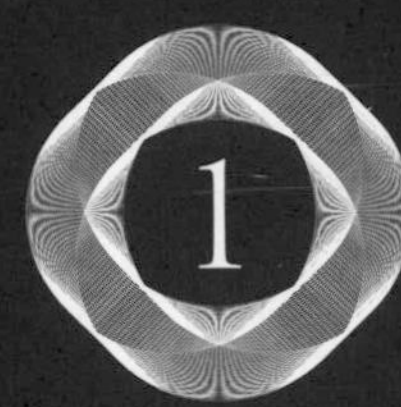

皮膚病向我大肆進攻，
為了尋求療癒和解答，
我踏上一個新的旅程。
這一段旅程把我的生命引領到一個瑰麗神奇的世界，
我之所以為我的一切拋入未知的虛空……

第一部

航向未知的自己

一開始

一開始是因為身體突然起疹子，渾身奇癢無比。起先以為只是尋常的天乾物燥引起的皮膚過敏。英國水質不如台灣，打從來到英國，每逢秋冬，皮膚便乾裂發癢，得抹特殊乳液E45才得止癢。可這次乳液擦了好一陣，毫無改善，皮膚讓我抓得傷痕累累，只得去看家醫。醫生開抗過敏的藥給我吃，拿消炎藥膏給我擦，連洗澡的香皂都是特殊配方，避免刺激皮膚。這麼小心呵護，疹子仍愈演愈烈。做了各式抽血化驗都找不出原因，最後，醫生攤開手，表示愛莫能助。我不得已改看中醫。針灸、煮草藥，又搞了一陣，皮膚炎依然茁壯頑強。

它悄悄的從大腿蔓向小腿，又往上攀爬至小腹。那年的夏天我沒穿過裙子，整個下半身是密密麻麻的紅疹，乍看觸目驚心。

我的皮膚像是憤怒的橘子皮，赭紅龜裂，無聲嘶喊著我所不了解的情緒。

中西醫學既然都不再能夠協助我，我只得開始探索其他的療癒方法。那時，我不只想要卸除這個病況所帶來的不適，我還想明白它所為何來？

一個不堪回首的結束

在這不久之前，我是個獨立製作唱片公司的負責人，合夥人是台灣一家影音公司。我們花了五年的時間和精力企圖打造自己的品牌。當時的計劃是，所有的錄音企劃與製作由我在歐洲完成，而擅長推廣的夥伴則負責CD的壓製、包裝和行銷。

孰料，這計劃一開始便出現許多問題。首先，新公司默默無聞、資金侷促，我並沒有條件邀請知名樂手合作，僅能物色深具潛力、才剛嶄露頭角的新樂手。殊不知新樂手的熟成其實需要更多時間和金錢的投資。再者，夥伴能夠操作的行銷範圍僅止於台灣，對於歐洲市場的銷售和媒體他鞭長莫及。雖然歐美的評論家給予我們的音樂很高的評價，我也很快據此建立起整個歐洲的代理通絡，但CD銷售量並沒有大步跟上。

我的音樂品味並不通俗，走的是小眾路線，雖然能夠吸引歐洲某個族群，到了台灣卻和本土音樂市場的索求有很大隔閡，推動上很困難。

五年之後，時逢二十一世紀初，全球唱片市場急遽衰退，整個影音產銷結構進入翻天覆地的重整時期。就如同許多公司，台灣夥伴也面臨進軍大陸的抉擇，為了集中資源，他們決定砍除這個還在虧損狀態的英國唱片公司。

這個決定並不教人意外。

只不過，整個結束過程很粗暴。我才簽署合約，讓渡所有唱片公司的權益，便收到台灣當時新聘的總裁寫來一封信。信裡尖酸刻薄，他把唱片公司的經營失敗完全歸咎於我，無視於我被賦予的工作條件或先前的分工協議。可是，讓我最難過的，莫過於台灣夥伴們似乎沉默認可這一封充斥人身攻擊的信，沒有人挺身而出。我煎熬了幾天之後，終於呈上一封客氣的辭呈，以身心疲累為由，永遠離開了那家公司。

喪失的創傷

當時的決定是情勢所逼，對於我所製作的音樂，我其實萬分不捨。

我知道我離開之後，這些音樂凶多吉少。接手的人並不解它們的寶貴之處，也不識它們在市場的獨特賣點，更遑論行銷產品。當時，我並不知道如何整頓自己這些複雜的情緒，只好把它們全部隔絕，置放在意識的閣樓。自己製作的CD收納在架上最不起眼的地方；不再看見，不再想起，甚至不再聆聽那些音樂。

後來接觸了心理學才知道，我那時正在經歷的是嚴重的喪失的創傷。失去對自己而言意義重大的事物所導致的空洞感，伴隨很深的沮喪與憤怒，啃噬著我。由於得不到抒發，轉而從皮膚發作。

可是，個性裡有執拗不服輸的一面。當時的我想要重新打造一個獨立音樂品牌，並且認定這次我要擁有全部主導權。台灣的好友聽了我的計劃，主動表示要幫我向財團募款，他認為，就這樣放棄好不容易在歐美建構的發行網路和媒體關係太可惜。這位朋友交遊深廣，然而，募款計劃因故一再拖延，水不到渠不成。

音樂這條路好像走入一個死胡同，看不到前景，教人意興闌珊。那時，好像每一條我嘗試往音樂走去的路，都標示著「此路不通」。我焦急的到處拍門，怎麼使力，門都打不開。

巧遇通靈者貝瑞

有一天跟朋友葆苓聊天。她剛從西班牙回來，興沖沖跟我分享她的奇遇：「在西班牙南邊旅行時，朋友慫恿我去見一個通靈者。他說了一些我和先生的事，頗有見地。」

當時葆苓婚姻瀕臨破滅，與先生分居了一段時間。因為通靈者貝瑞的一席話，葆苓轉變態度，兩人竟修復關係。說穿了，貝瑞給她的處方是經常安排和先生去各處旅行。從此以後，我總收到這對夫妻從世界各地寄來的明信片。

我對這個隱居西班牙的貝瑞起了好奇心，於是撥了電話給他。

貝瑞不問我的生辰八字，也沒有要求我傳真問題或寄照片，除了約時間的那通不到兩分鐘電話，他對我是一無所知，甚至無法察言觀色。我很好奇這個電話會談怎麼進行？

到了與貝瑞約談那天，我在A4的紙上寫了滿滿的問題準備逐條詢問。

孰料電話一撥通，貝瑞在那頭也不寒暄，直接切入正題：「我方才在觀想你時，聖靈（The Spirit）告訴我，你原先走的路已經行不通了，拿書來比喻的話，那一章已經劃下句點，接下來是嶄新的一章。

「……你天生是個療癒者，從事療癒工作是你的天命。不要再浪費時間執著於你過去所做的事，開始探索你即將要做的事吧！

「你在療癒的領域會很順利，而且你即將成為老師，一切都會在冥冥之中得到最好的安排。」

貝瑞的話如雷轟頂，把我的世界炸得七零八落。好不容易花了十多年的時間建構起音樂的專業領域，就要這樣放棄嗎？我才不服。

沒想到，貝瑞緊接著說：「唱片公司關閉、預計投資的錢沒有出現，這些跡象都是宇宙在跟你說該轉換跑道了。你難道還不明白？沒有一件事情的發生是偶然的。」

他這一說，堵住了我所有想問的問題。和貝瑞談話前後不過短短二十分鐘，結束後我呆坐床沿，又慟哭二十多分鐘。他說的話完全不合邏輯，離我的理性經驗太遙遠，可是，內在某部分的我直覺知道他說的是真的。

航向生命的未知

被扔進全然的未知裡的我，比還未跟貝瑞談話之前更茫然。可是有一種新的力量悄然而生，我決定要探索他說的話。

從哪裡開始才好呢？

腦海裡空洞洞的，只有一片葉子飄落下來，那是貝瑞最後給我的一點點線索。

「你知道一種以手傳遞能量的療癒方法叫靈氣嗎？就從那裡試試吧！」貝瑞最後隨口說。

我把眼淚擦乾。接住這片葉子仔細瞧瞧。住在我裡頭的小偵探冒出頭來七嘴八舌：「他該不會是叫每一個人都去從事療癒工作吧？這個透過貝瑞捎信給我的聖靈是誰啊？祂怎麼運作的？這是類似命運的東西嗎？貝瑞這個陌生人如何取得關於我的訊息？這訊息可靠嗎？有誤導的可能嗎？」

雖然，對貝瑞的話半信半疑，我還是拉住這個唯一的線索，一步步往一個全新的方向走去，從此沒有再追問朋友投資唱片公司的事。

能夠往新方向去探索，總比困在原處有趣。當時心情如下過雨後的天空，尚不見太陽，但感到清新的盼望。

事隔多年，回頭來看這個人生的轉捩點別有滋味。

為了找尋靈氣的老師，我參加維多利亞鎮舉辦的身心靈展覽會，因此而結識唐娜．依頓（Donna Eden），加入她的能量醫療工作坊。從此開啟我對能量心理學的興趣。

我的老師布魯．喬伊（註）曾說，當一個能力充沛的通靈者（psychic）閱讀你時，他事實上是讀取你的深層心理模式，這時，他對你的生命模式的掌握可以高達百分之九十到九十五的準確度；然而對於個別事件的預測，一般而言則準確度較低，大約是百分六十到七十。極度敏感的通靈者甚至只要抱著剛出生的嬰兒，就能夠感應他生命基本運作模式，依此預知他的生命基調。這跟夏威夷的 Kahuna 療癒者觀看浮雲尋求解答，或歷代皇朝的國師查看星宿而通曉國運並無兩樣。無論使用的媒介是浮雲星宿，或是指導靈天使，貝瑞和這些人一樣都懂得覺察宇宙運行的根本力量，閱讀人類的深層心理或集體動向。

事後證實貝瑞當年的解讀，準確度竟高達百分之九十九，他所說的話在六年之後全部兌現。我不僅在英國成立能量心理學工作室，接見個案，也當起訓練師，教授療癒方法。

教學和療癒取代音樂，成為我新的生命重心。追索探尋的熱情再度湧入我的生活。

蘇菲學派（Sufi）相信，宇宙的整體意識是透過每一個人的進化而進化。因此，宇宙會透過各種管道來促使你前往正確的方向，以便協助你達成靈魂的使命。於是，路人甲、街上飄下的傳單、偶然翻開書讀到的句子，都可能是宇宙要捎給你的信息。對這個不斷在傳訊給我們的高層意識體，蘇菲稱之為「spirit of guidance」，意思是「給予指導的高靈」。

當一個人順從這個高靈的引領，一切便毫不費力，左右逢源，你所需要的一切，宇宙都會供給。然而一個人若執意不從，像我先前那樣，就會四處碰壁，吃力不討好。

與貝瑞的遭遇，以及那之後許多次的超感官經驗，促使我的生命蛻變，激發我從全新的角度來理解世界的運作。但更重要的是，我感到冥冥之中，我，以及存在於這個宇宙的所有事物，都在一個比我更高瞻遠矚的宇宙意識的照看下，除了我個人想要成長的渴望，我同時感受到身為宇宙一份子的我，正被無名的動力推動著往前。

生命一直是在一個更大的佈局之下進行，然而還深陷其中的我們，未必能馬上看到每個事件背後深遠的意義，點與點之間的虛線需要一點時間才能連上，很多時候我們只能看到眼前手上拿著的這塊拼圖。

而寫那封信羞辱我的總裁，以及我沉默的工作夥伴們，說不定是這大拼圖當中不可或缺的一部分。因為他們的緣故，我回到獨立狀態，踏上了人生全新的旅程。

註：布魯・喬伊（Brugh Joy, 1939-2009），著有《愉悅之道》（*Joy's Way*）、《雪崩於前》（*Avalanche*）等書。

闖入能量心理學

在參加唐娜·依頓的工作坊時，有人塞了一張傳單到我手中，一看，是歐洲能量心理學暨能量療法的研討會消息。當時，我好像接通了宇宙的特級光纖，通報我前往療癒課程的消息源源不絕遞送過來。

就這樣，在豔陽高照的七月，我搭上前往英國海邊布萊頓（Brighton）的火車。研討會撐開能量療法的大傘，節目包羅萬象，除了幾個與能量心理學相關的工作坊，如塔帕思穴位指壓療法（Tapas Acupressure Technique, TAT）、情緒釋放的技巧（Emotional Freedom Technique, EFT）、BSFF（Be Set Free Fast）之外，還有許多更神祕的學習，譬如印加療法、神聖幾何學、前世回溯等等。那三天的密集訓練彷彿是救國團戰鬥營，我早上聽主題講座，下午和晚上參加介紹不同方法的工作坊，像一塊乾燥的海綿，貪婪的吸收訊息。那時，能量心理學剛剛在歐洲展露頭角，許多從事心理治療的專業人士、社工和醫生從歐洲各國飛奔而來共赴盛會。

有一天下午，我站在佈告欄前，面對琳琅滿目的選擇正在發愁，一個英國男子突然前來，以彆腳的廣東話向我搭訕，他以為我來自香港。他告訴我，有個叫做「LCT」（Life Center Therapy，生命中心療法）的工作坊就要在這大廳開始，建議我留下來聽。這位頭髮灰白、笑容可掬的中年男子，名字叫東尼（Tony）。

東尼日後成為我療癒旅途上的重要夥伴。而那個工作坊，扭轉了我整個生命計劃。

短短兩個小時，我目睹臨床心理學家安迪・韓（Andy Hahn）示範他所發展的一個能量心理學的療癒架構——LCT（請參考頁137〈生命中心療法——LCT〉）。安迪抽籤找了一個自願的來賓現場示範，一個年輕的紅髮男子站上台前。

我要打開神奇魔力！

男子是個有張娃娃臉的愛爾蘭人，名字叫羅瑞。安迪以犀利的眼光攫住他，問他：「如果你可以在我們相處的這短暫時間達成一個心願，你心中最深的渴望是什麼？」

羅瑞不假思索便說：「我要打開我的神奇魔力！」

我嚇了一跳，這不是願望，簡直是妄想。可是，這不也正是我長期以來的祕密嗎？從小讀童話書，我就希望自己是仙女或女巫，擁有無邊法力。安迪是開許願池嗎？我等著看他怎麼在短短的示範達成這個願望。

安迪一邊喃喃有詞的念了一串問題，一邊對羅瑞進行肌肉測試（請參考頁151〈肌肉測試——探詢無意識的方法〉）。之後他對羅瑞說：「你想要打開你神奇魔力的這個願望，目前遇到一個障礙。這個障礙，我們給它一個名字叫「死亡的意願」（Death Wish）。接著，我們要找到一個故事，來了解這個困境產生的原因。這個故事發生的背景不在這個時空，而是在你的某個前世。你可以不需要相信輪迴，就把這個故事當做是你尚未夢見的夢。」

在安迪的引導下，羅瑞很快藉由身體知覺進入出神狀態，他開始說出故事：「我好像在埃及，身穿白袍。我在奔跑，後面有追兵。我跑進市集裡，人很多，可追兵緊追不捨。我逃到一個房子的屋頂，躲藏在一個竹簍裡，可是，士兵們還是發現了。接下來，我不知道發生了什麼事，腦子一片空白。」

「我要你說『我死了』！」安迪說。於是羅瑞乖乖的說：「我死了！」

這時羅瑞的手臂測試呈現強壯的「是」，雖然他看來一臉迷惑。

「那時候追趕的士兵殺了你，」安迪解釋，「然而，在你死之前，因為過度恐懼，靈魂提早離開身體。因此，有部分的你一直想回去完成那個死亡的程序。你必須要讓你的意識回到當時的身體，回去你死亡前那一刻，看看是否有一些想法、感覺或遺憾。」

羅瑞的臉部輕微抽搐，閉著眼睛，他繼續說：「我因為偷了人家的東西，所以遭士兵們追殺。可是，在這之前，我遇見一個魔法師，他答應要收我為徒，教我魔法，教我怎麼打開神奇魔力。我心裡一直惦記這個事，好遺憾！我真的想要跟他學習。」

雖然不知道在這個時刻進入這個前世故事對羅瑞有什麼意義，「打開神奇魔力」這樣的意願，的確有許多層次的解讀方式。形而上來說，可以是打開內在隱藏的力量與潛能，超越邏輯理性的直覺能力，顯化事物的能力，或是和宇宙萬物產生感應或聯繫的神祕力量。然而，呈現在眼前的這個故事敘述本身，在物質層面呈現的是驟然死亡的驚嚇、創傷，生命裡遺願未了的憾恨。

緣起於另一個時空地點，生命的未竟事宜與憾恨，透過某種方式遺留下來，直到如今，那個渴望還繼續發酵。藉由身體對那個感覺殘餘的印象所引發的共鳴，羅瑞重回現場，取得事情的來龍去脈。這時，安迪給羅瑞新的指令：「你讓自己嚥下最後一口氣的同時，從你的頭頂離開，往天上最亮的地方去，直到你成為那個光，融入光，讓光包圍著你……」

羅瑞的臉浮現平靜的笑容，顯然，他終於完成了死亡儀式，他的靈魂意識安然離開，加入源頭之光。前世留下的創傷化解了，羅瑞卸除心理深層結構的障礙。如今他終於可以重新選擇：要不要打開自己的神奇魔力。

我看得目瞪口呆，好像自己跟著去了埃及一趟，原來療癒可以如此豐富神祕，海闊天空。

我眩惑神迷，一頭栽入。從此不再回頭張望音樂。

幻術？催眠？還是走神？

這是我第一次目睹一個人進入前世故事，細節、場景歷歷在目。說故事的人，好像真的就在故事裡，在那地方生活過。我可以感受並呼吸那個氛圍與張力。

安迪是怎麼辦到的呢？這是一種「幻術」嗎？羅瑞是不是因為受了催眠，才編造出那個故事？可是我並沒有聽到安迪給他任何暗示呀！

午餐時，瞥見羅瑞在前方排隊，也顧不得害羞矜持，便趨前搭訕。

「剛剛你意識上知道發生什麼事嗎？你是不是被催眠了？」

「才沒哩！從頭到尾我都有意識喔，我聽得到安迪的聲音和自己的聲音，可是，我在一種半出神狀態（semi-trance），我的意識彷彿進入另一個時空，看到畫面，也感到自己確實在那裡，話便自己冒出來了！」羅瑞笑答。

一個人如何同時在這裡又在那裡？這「半出神」狀態是什麼？跟催眠有何不同？心中的問題堆疊，我非得要自己體驗看看不可。

搭上療癒的特快列車

好奇心既然被勾引出來，我沒有別的選擇，立即報名參加安迪接下來的ＬＣＴ年度訓練課程，而且就在研討會結束後的同一個週末進行。

紅髮羅瑞後來回到愛爾蘭，主動幫安迪招生，ＬＣＴ課程不久之後也在愛爾蘭開班，我決定追隨安迪到愛爾蘭上課，後來成為羅瑞的同班同學，一起學習打開神奇魔力。

不同於羅瑞前世那個悲劇性經驗，這回，我們都迫切想領會自己的神奇魔力，片刻也不肯耽擱。

後來發現，羅瑞不僅充滿想像力，也挺有生意頭腦。那之後短短幾年，他在愛爾蘭打造自己的創意玩具品牌。最有名的產品是個會說故事的魔術方塊（story cube），據說可以激發小孩編創故事的能力，連自閉症兒童也很喜歡，這個品牌現在已是國際知名，還來過台灣參展。據說是二〇一二年聖誕節全世界亞馬遜（Amazon）網購排名第二的熱門商品。

羅瑞不僅打開了自己的神奇魔力，也成為開啟別人神奇魔力的人。如今，那個前世故事看來有了更豐盛的意涵。

生命真的不是偶然，各種巧妙的安排老早悄悄繫上你看不見的細繩，人與人的交會擦出的火花，有時候不會轉瞬消失，它會點燃你心中的熱情與渴望。

也正因為這樣的開始，我對療癒工作有個先入為主的觀點：它不僅療癒創傷，其實更是「顯化」的工作。在消除了創傷造成的阻滯之後，便可以彰顯內心最深的渴望，實現一個人的使命與夢想。

沙灘上的EFT

可是，那年夏天我還不知道自己的使命究竟是什麼，夢想也不著邊際，剛卸下音樂製作人身分的我，還在摸索教我安身立命的東西。最要命的是，皮膚癢得人發癲，我忍不住就是要去抓。

研討會某個下午，我和剛結識的瑞士朋友雷克溜出會場，到海邊漫步。七月的陽光火紅，把石頭曬得發燙。高大帥氣的雷克紅光滿面，揹著登山背包，不論晨昏看到他，他都散發清新的味道，好像剛洗完澡。雷克是在瑞士執業的心理醫生，他興致勃勃的談著在監獄裡主持的計劃——教受刑人做ＥＦＴ。他說，這個技巧可厲害了，能平撫個性最暴戾的受刑人，釋放他們的情緒。

我逮著機會，央求雷克示範ＥＦＴ（請參考頁107〈情緒釋放的技巧——ＥＦＴ〉）。他要我想一件無法釋懷的事。這很容易，我隨口說了唱片公司結束和離職事件。坐在海邊的岩石上，我摹仿雷克，用指尖依序敲打身體的幾個經穴，邊敲邊說：「雖然這件事情讓我十分憤怒，我還是全然的接受跟愛我自己」。

夕陽吋吋沒入海底，絳藍的夜色攤開來，我們重複這個程序幾次之後，我的氣憤突然就隨著夕陽一起沉入海底。這時候，不遠的天空劈啪暴響，煙火如繁星迸裂，好像在慶祝我的新生。原來那天是全英國同性戀在這個城市的大聚會，布萊頓是同性戀大本營。我和雷克相視大笑，還有什麼比這更好的見證呢！

就這樣，我卸下心中積累多時的委屈和憤怒，突然想站起來跳salsa。看看錶，這一切竟然只花了二十分鐘。

雷克打呵欠伸懶腰，問我：「現在，想像你的合夥人從沙灘那一頭走過來，你看到他有什麼感覺？」

暮色裡，我看見昔日熟悉的夥伴向我走過來，我卻沒有想要逃開的念頭。我的心風平也浪靜，捆綁我的一切真的結束了，那件事褪色為一頁發黃的歷史，和我的距離變得十分遙遠。

那個黃昏過後，我的皮膚炎消退了許多。布萊頓的沙灘，黃昏時分的璀璨煙花，成為我第一次領受能量心理治療的胎記。

壓抑的情緒原來有如此殺傷力，可這情緒絕不是別人給我的，是我自己製造生產的，我自然也有能力把它消除。

皮膚炎真相大白

研討會過後一星期，我前往英國南邊黑斯庭（Hasting）小鎮學習ＬＣＴ。皮膚炎再度復發，我知道非要徹底面對它不可。於是，一天下午分組練習時，我以它為工作目標，學習跟我火辣蠻橫的皮膚對話，好像它是一個人。剎那間，我豁然明白憤怒只是表層的情緒，潛伏在憤怒底下的是我更為難堪的羞愧與自責。在遭受背叛的感覺底下，我也是個背叛者，我背叛信任我的樂手，也背叛我創造出來的音樂，我認為自己是個失敗者，失敗的陰影咬噬著我，不肯鬆口。

我終於面對我最害怕面對的自己。

那天下午，壓抑的情緒潰堤而出，我哀傷自己喪失的一切，在老師和同學面前盡情慟哭，自己都驚訝哪來這麼多眼淚和悲傷。

折磨了我將近一年的異位性皮膚炎，在那次療癒後終於告一段落。不到一個月，我的皮膚完全恢復正常。沒有吃藥或擦膏，我不過就是虛心聽聽憤怒的橘子皮，說它想說的話。

我的皮膚教我，身體和心理不只是關係密切，它們本來就是同一件事。心理不舒坦，身體就受罪；身體不健康，心理便脆弱。

還是凱洛林．密斯（Carolyn Myss）說得好：「你的生物學就是你的自傳；你的自傳也就是你的生物學。」

我們的心智（mind）不斷編造故事，身體默默承載事實。就像樹木的年輪，身體烙印所有的經歷；它連篇累牘，刻印傷疤，記載創痛，連隔世的久遠事故也寫入能量訊息場的深層記憶裡，簡直像是一部電腦的超大記憶體。你若是忽略它，不聽它的抱怨，它會突然反噬，展現無與倫比的暴力。

我因我的皮膚病吃足了苦，也學了乖，從此不敢小覷身體的症狀。不，應該說是，我開始留意自己有所逃避或壓抑的一切，因為我知道，所有無法代謝的情緒，最後都要從身體發作，而所有經年累積的情緒，最終一定成為疾病。

夢境和記憶

我在床上睡著，朦朧中，感覺有個人從背後抱住我，壓制我，我非常驚恐，掙扎著想逃開，但是他更使勁箝制住我的雙臂，並且在我耳邊輕輕說：「我永遠不會讓你自由的，永遠不會……」

我既憤怒又害怕，他憑什麼這麼說？我氣壞了，扭過身想看看他到底是誰。我看到一個男人圓圓的胖臉，油光的禿頭，是個陌生人。我想把他壓在我身上的腿移開。可當我把手往下一探，碰觸到的竟是木頭，嚇得我急忙抽手！這不是人，是個妖怪，他沒有腿。我想尖叫，可是，聲音好像封住的瓶子，半點也出不來……

我嚇出一身冷汗，起身坐在床上！一時不知自己身在何處。

這是個夢嗎？為何我的感覺如此真實？好像此刻正在發生！我的身體、觸覺、聽覺，都身歷其境，被強制的壓迫感仍讓我喘不過氣。我不敢再睡覺，深怕這惡夢再度來襲。

珍妮佛談著她昨夜的夢境，看來心有餘悸。

這裡是黑斯庭，我們正在上ＬＣＴ的年度課程。一夥人住在一個學員的家中，白天上課的地方是他家客廳。我的美國老師安迪就住在我對面的房間裡。安迪很胖，肚子像彌勒佛般圓滾滾的，可是眼睛犀利如Ｘ光，好像可以看穿你的靈魂。

此時，珍妮佛不尋常的夢境緊抓住所有人的注意力。

安迪決定要以珍妮佛為教學範例，處理這個夢境。

什麼？夢境可以「處理」嗎？我很納悶。

安迪一邊問問題，一邊對珍妮佛進行肌肉測試。我覺得太神奇了。這些大腦都無法回答的問題，她的手臂竟然清楚的上上下下，給與安迪「是」和「否」的答案。

透過能量測試，安迪找到進入這個夢的路徑（請參考頁137〈生命中心療法——LCT〉）。原來這個夢境裡訴說的是發生在過去的事件。珍妮佛只是一個通路，在那一刻，那個事件通過夢境浮出她的意識層。她進入一個回憶裡，重演那件事。

這是她外婆的故事。

外婆的祕密

安迪開始以催眠的語調引導珍妮佛進入身體知覺更深層的記憶。她的身體這時浮現強烈的反應，心絞扭、胃緊縮，在夢中所經歷的驚恐與憤怒再度湧上。當她跟隨安迪的引導，臣服於這些感覺，讓它們跟她交流時，故事驟然浮現了。

珍妮佛感知到外婆小時候曾遭到自己的父親性侵。她昨夜的經驗正是外婆所經驗的片刻縮影。外婆是她的祖先，經由血緣遞嬗，她觸及外婆的記憶以及這個傷痕的歷史。

或者應該說，由於參加了這樣的能量心理治療訓練，她某個塵封的通道開啟了，許多發生在她自身的，或者週遭親近的人的創傷，逮到機會相繼出現。它們要吸引她去注意它們，療癒它們。

那個年代煙遠，她的外婆去世多年，就算她生前，珍妮佛與她也從來不親近。只聽媽媽說過，外婆年輕時是鎮上的大美人。

外婆雖然不怎麼識字，然而天生聰明伶俐，很會買賣。外公家中原本清苦，但是由於外婆擅於持家，後來，不僅外公家起了樓房，還給幾個小孩都買了房子。可是，珍妮佛記憶中的外婆是個極不快樂的人，總是不苟言笑。她的人際關係很差，與親人都疏遠，生命中好像有一道無法跨越的鴻溝，障礙她與人親近。

家中紛紛擾擾，婆媳問題不斷。直至死前，外婆都有很深的不甘心。

外婆臨死之前，珍妮佛去探望她。那時她已經教病痛折磨得形容枯槁，可是內在還燃燒著渴望。電風扇呼呼吹著，蒼蠅在屋裡沒命的盤旋，外婆以沙啞的聲音一遍又一遍嘶喊：「我不想死，我要活下去！」當時，珍妮佛把她的掙扎理解為對死亡的恐懼。現在，她懷疑，那份不甘心裡，是否也有小時在家中所遭遇的創傷而留下的憾恨？那個時代，像這樣的家庭暴力，恐怕是無法言說，也不能為人道。沒想到，事隔多年之後，外婆透過夢境，與跟她並不親近的外孫女分享了這個祕密。

故事的敘述是奇妙的療癒，壓抑的故事一旦說出來、被聽見之後，好像有人對自動反覆播放的錄音帶按下「停止」的按鍵。

很奇異的，珍妮佛體內的騷動平息了，心不再絞扭，胃不再緊縮，她嘆口氣，釋放了蓄積的張力。

這個創傷終於走出陰暗的角落，得到關注。我們的關注就像陽光，融化那冰封的陳年往事。

珍妮佛看到外婆笑了。

雖然，珍妮佛還是不確定，這一切是否只是她的想像，是她編造出來的故事。

她決定打電話問媽媽關於外曾祖父的事，「外曾祖父是不是臉圓圓的，頭禿了？」

「咦，你怎麼知道，你又沒見過他？」媽媽很詫異的回她。

「我夢見他。」珍妮佛含糊的說，決定把真實的故事隱藏起來，免得媽媽以為她在學什麼邪魔妖道。

「外曾祖父有什麼特徵呢？他跟別人有什麼不同嗎？」她止不住好奇心，繼續追問。

「喔，我也只見過他兩、三次，」她媽媽說，「他因為一次意外，少了一條腿，所以總是拄著一條拐杖。」

她聽了不寒而慄。想起在夢中，她的手往下探的那一刻，碰觸到壓在她腿上的木頭。

身體是龐大記憶儲藏庫

珍妮佛的故事讓我了解，不僅是我們的心智，身體也擁有記憶，而且它擁有的不僅是我們自己的記憶，還有承接自歷代祖先們的記憶。

更準確的說，這裡所指的身體，不僅是肉眼可見的身體，也包括肉眼看不見的我們的能量場、脈輪（能量集中處）、經脈與穴位（能量流通的管道與匯聚處）。

我們的身體不僅遺傳父母的基因和特徵，還同時遺傳了其他的事物：祖先們的創傷、健康問題、態度和信念等等。所有這些都在我們的意識烙下痕跡，不論你有沒有覺察，都牽引著你，影響著你。

透過這個精微能量場（subtle energy field），我們所能夠感知的場域範圍其實很廣泛。不僅是我們的血系親屬，還有我們所屬的部落、族群的歷史與記憶；基本上，只要是我們的意識能夠抵達的地方，能夠引起共鳴的事物，都是我們可以探取的資訊，也都是我們的資源。

問題在於，一般人並不曾接受這樣的訓練，或擁有這樣的認知。大多數人漠視這個無所不在的能量訊息場域，誤以為物質世界才是真實的存在。其實，物質世界比起看不見、摸不著的非物質世界，真是滄海一粟。

家族累世的創傷記憶

研創出TAT的塔帕思・弗萊明（Tapas Fleming）提過一個有趣的案例。有個經由轉介而來的個案，才三十歲出頭，竟然有九次車禍記錄，而且沒有一次是她造成的。她因為多次遭受腦震盪及撞擊，頸部和頭部常年痛楚，每星期都會有兩三次嚴厲的偏頭痛。在與她進行療癒時，塔帕思看到一個景象：有個約八歲的小男孩和他父親在山區的木屋裡休息，這時一個山裡的狂人走進來，拿棍棒擊碎男孩父親的頭，男孩目睹父親在眼前斃命。

雖然感到很奇怪，塔帕思忍不住將所看到的景象告訴個案。她聽了沉默好一陣後說，小時候，她父親為了修理屋頂不慎滑落，頭殼著地，她當場目擊父親頭殼碎裂致死。而她的兩個小孩在成長過程裡，也是一天到晚發生頭部受創的意外事故。當這個案回家將這個故事告訴妹妹，妹妹說，家族裡有兩個長輩都是遭到謀殺，一樣是頭部受創致死。

塔帕思認為她見證的可能是這個家族深層的記憶歷史，這樣的創傷模式會透過與身體記憶共鳴的能量場繼續複製下去，除非那原始創傷得到療癒。

塔帕思請她使用TAT，替故事中的男孩療癒他所遭遇的創傷（註1）。經過TAT療程之後，不僅她本人不再無故發生頭部受傷的意外，她的小孩也停止頭部受創的模式。

透過療癒自己，她也療癒了家族累世的創傷記憶。

我們的身體會遺傳，甚至感知家族的記憶，這個推論乍聽幾近不可思議。可是，在日後的療癒工作當中，透過無數的案例，這個論點一再得到驗證。

人類的記憶究竟是存放在哪裡呢？神經學家法蘭希思‧奎可（Francis Crick）發現，「人類的記憶會留存好幾十年。然而，除了我們的DNA之外，體內所有的細胞分子都會在數天、數週或數個月內汰換掉。就連同腦部的細胞也是不斷汰換，因此，記憶不可能是存放在腦部。」

奎可因此認為記憶事實上存放在我們個人、家族、族群所屬的地方性的場域（local field）。

我們會自所屬族群、家庭那裡遺傳記憶和信念，也會將自己個別的經驗輸入所屬族群或家庭的能量場域。我們既是接受者，也是貢獻者。

場域沒有開始也沒有終結

量子物理學發現，在我們認為是空無一物的空間裡，事實上存在著一個超級網絡，這網絡包含我們，穿透我們，像是千萬縷看不見的絲繩，聯繫我們與萬事萬物，而且是永久存在的，不受空間阻絕，也不為時間所限。

從這個層面來看，事實上，任何時刻，任何地點，我們或許感到孤獨，但是我們都不可能是真正孤絕的。

研究生物通訊（biocommunication）的克萊．巴克斯特（Cleve Backster），把實驗對象與他的DNA分隔五百多公里，並採用當時最準確的原子時鐘來計算可能的時差。結果，在他所有實驗裡，DNA的反應和它的捐贈者之間總是完全同步。當捐贈者受刺激產生情緒反應的同時，他的DNA也即時在另一個地點出現相同反應，空間的距離並沒有減損這個現象。可見，DNA與它的捐贈者之間仍透過無形的場域緊緊聯繫著彼此，這個神祕的牽引無遠弗屆，而且是分毫不差。

巴克斯特的實驗證明，身體並沒有開始與終結。這個我們看不見但是卻可以藉由實驗證實的奧祕的聯繫，不僅發生在一個人與他的細胞之間，也發生在人與人之間，人與動物之間。

針對家族的場域，英國的心理學者費爾．墨倫（Phil Mallon，註2）提出一個頗有意思的觀察。他說，如果你有個頑強的問題，使用了各種方法還是無法消除，這時候，很可能是因為家族或所屬部落的場域還抗拒著不肯放下問題的緣故，這些場域禁止這個問題得到轉化。

這時候，你可以使用能量測試來檢驗，是否你感到自己所屬的家族或部落，不允許你清除這個問題。或者反過來，也可能是你自己潛意識感到家族裡人人都有這個問題，如果你沒有，便會與眾不同，失去歸屬感或者不被接納。這時，便可以使用能量心理學的介入療法（intervention），釋放這種焦慮，將這些障礙你改變的想法消除。

換句話說，訊息或信念可以編寫在個人的場域，也可以編寫在家族的場域，繼續傳承下去。譬如，我們要療癒一個人對番茄的過敏，如果這個過敏起源於他這一生裡發生的事件，很輕易可以透過能量心理學的方法去處理，譬如TAT。然而，如果這個過敏的訊息存放在家族場域，是因為祖先們曾經食用番茄而大量死亡或染上痢疾，於是這個關於番茄的訊息被寫入家族的場域來保護所有後代子孫的性命，這時，想要消除這個過敏的印象，便要先通過家族集體潛意識裡「保護者」這一關，因為這個過敏和創傷捆綁在一起。只有療癒了保護者的焦慮之後，「番茄是無害的」這個新觀感，才可能加入這個人自身以及家族的記憶資料庫。

透過珍妮佛，她療癒的不僅是她外婆的創傷，還有她整個母親血系所承襲的涉及這個創傷的諸多記憶。

療癒自己，便是療癒所有與我們相關的人。療癒的力量猶如滴水入池，漣漪溫柔盪漾開來，我們所屬的家族、部落、族群的意識都同時受到震盪與變化。

註1：這種替別人進行療癒的作法，叫做「替代療癒」（surrogate healing），在能量心理學裡相當普遍。這是透過把自己假想成是你想要協助的人，把自己的能量場協調到對方的能量場，然後進行療癒。我們不僅可以為人，也可以為動物進行「替代療癒」。

註2：費爾．墨倫，英國當前最受重視的心理學家，著作相當豐盛，關於能量心理學的書籍有：《EMDR與能量療法》（*EMDR and the Energy Therapies*）、《心理分析的能量心理治療》（*Psychoanalytic Energy Psychotherapy*）、《佛洛伊德與偽記憶症候群》（*Freud and False Memory Syndrome*，果實出版社）等。

身體意識的甦醒

你的身體就是你的潛意識。——卡坦絲．帕特（Cadence Pert）

為什麼珍妮佛的身體會感知這麼久遠以前發生在外婆身上的事？這個夢偏又挑選在她接受能量心理學訓練的時候出現？好像她的內在有個部分老早就知道這些故事，只不過直到現在，她才找到方法與它交談。

怎麼交談呢？

自然便是透過身體。

身體成為無意識溝通的頻道

因為我們那時所學習的ＬＣＴ，是個以身體知覺為基礎的療癒方法。

這個方法相信一切都是能量，而我們所遭遇的困境，是因為我們的能量流動受阻，身體的知覺則是反應出受阻現象，它停滯在那個造成阻礙的情境，不斷重播那一段往事，好像它正在發生。於是，透過與身體知覺對話，可以揭開往事，療癒創傷。奇妙的是，身體似乎覺察我們想要跟它溝通的企圖，而更加賣力的「說話」。

這可苦了，一切想要得到療癒的事件，開始透過身體給我訊息，試圖引起我的注意。在剛開始學習療癒時，我的身體幾乎天天有症狀：頭痛，心悸，胃痛，肋骨疼……

通過所學習的技巧，我無意識層次的智慧開始浮現。有個之前很少得到傾聽的頻道開啟了，而且波頻調準了。我有了傾聽的方法。

我的身體變得很敏感。漸漸的，我發現甚至不需要透過肌肉測試，我也能夠分辨它試圖給我訊息。只要我說的是事實，身體就會從中樞神經釋放出一個反射來確認答案，我的皮膚會立刻起疙瘩，而當答案錯誤時，我也知道，因為它給我另一種不同的反應，近乎是遲鈍的無感的回應，好像它毫不感興趣。

身體意識很誠實，沒有預設立場、偏好或自尊心，它只反映出此刻對於它而言是真實的事情。我們的許多症狀都是身體給我們的警訊，提醒我們內在需要去平衡的創傷或情感，需要改變的行為或信念。

精神藥物專家卡坦絲・帕特和邁可・如夫（Michael Ruff）從觀察細胞中發現，每個細胞都有情感的受器（receptor）。在我們的感覺底下，有大量的情感訊息正在潛意識裡交換著。不管受創是在你的身體或心理層面，這個創傷的情感成分（訊息）會同時存放在大腦和身體裡。帕特因此說：「你的身體就是你的潛意識。」（註1）

所以，當我們釋放創傷時，常會經驗到能量在身體裡運行；而反過來看，身體知覺也成為我們揭發創傷的地圖。

透過身體感知問題根源

譬如我的皮膚病，可以有好幾個層次的解讀。除了過去事件所造成的創傷之外，皮膚做為我們與外界接觸的第一線，也象徵了我的自我認同出現危機。我離開自己熟悉的工作，卸下音樂製作人的角色之後，突然無所適從，不知道該以什麼身分去面對世界。於是，深埋的焦慮從皮膚發作。可是，當我傾聽它，與它交談，皮膚病反而指引我逐步解開我的心結所造成的負擔和傷害。它成為我最好的導師。

我深信只要能夠掌握與身體症狀溝通的基本原則和技巧，不僅能夠覺察許多問題的根源，還能夠透過能量心理學的介入療法去平衡這些根源。

傳統醫學傾向於漠視疾病與情感創傷之間的關連，因此處理的層面非常狹隘。它對於疾病的認知侷限於肉體上的症狀，非得除之而後快，乃至以藥物和手術刀去壓制、殲滅、割除。然而，這些工程並無法消除原始創傷遺留的傷害，或能量受阻的訊息。藥物或手術刀也許取得暫時的緩解，為我們爭取一些時間。可是最終，我們需要同時改變自己的行為習慣，消解積累的創傷和情緒，否則它們會繼續透過身體的其他管道彰顯，企圖獲得關注和療癒。

雖然，療癒並非一定得追究觸發疾病的根源，有時候，只要釋放了執著的觀點或疏通阻塞的能量即可恢復健康。可是，人類具有探索意義的傾向。追尋根源，了解源由，這個過程本身常會帶來奇蹟般的療癒力量。

意識的醒覺是疾病的靈藥。

整體而言，現代文明對身體知覺是相當漠視甚至無知的。我們成天的心思都在頭部打轉，「我思故我在」這個笛卡爾留下的箴言，使我們奉理性思考為圭臬。身體知覺既不能思考之，必得打壓控制之。可是這麼一來，我們所打壓控制的便是無意識所欲給我們的線索。一般人對於身體感知的描述，頂多只是餓了、熱了、冷了這些基本感知。然而，當我們更細緻的區分某個想法或情緒在身體裡勾起的反應，並且努力去描述攫獲那個感覺時，驚人的訊息往往相偕出現。

身體的知覺是可以培養的。

我的身體知覺及敏感度在接受靈氣訓練時開啟，在能量心理學一系列的課程當中，繼續磨銳，感覺上像是進入了宇宙的神祕學院。在這裡，深層意識和身體感知同時打開了，也獲得接納。許多不尋常的事開始密集發生。

身體「重演」超時空的故事

我可以看到並感知超越時空的故事，我可以穿梭到過去甚至未來的時空，進行療癒。只要伸出觸角，我經常可以接收到別人的感知。這個感知，通常先於言語，出現在我身體裡。

許多時候，我的身體如同一面鏡子，反射出別人正在經驗的感覺或情緒。

記得一次，在倫敦接見一個新的個案之前，我的肩胛骨突然尖銳刺痛。

阿比想要離開交往中的男友，可是男友糾纏不去，她對於他感到莫名的恐懼，一直無法徹底執行她要分手的決定。

在療癒時，阿比回溯了一個發生在印度的前世故事。在那一世，她的丈夫去世，當時有妻子必須陪葬的惡俗。阿比不從，想要逃離遭受活埋陪葬的命運。不料族人發現了，將她抓回並處以極刑。此時，她突然喊痛，伸手抓著自己的肩膀，神色驚恐，說族人對她施以酷刑，長矛穿透她的肩胛骨將她釘在木條上。而目前的男友就是那時對她行刑的人。潛意識裡，她仍殘存對過去的恐怖記憶，以為若不順從他，就會受到刑罰，下場悲慘。

我這才豁然明白，我疼痛的肩胛骨並不是我的感覺，我只不過湊巧打開我感知的頻道，預先覺察阿比即將訴說的故事。平衡了這個前世創傷，使阿比找回要分手的勇氣，放下她對男友非理性的恐懼。

關於身為女療師而遭迫害的前世記憶，在我所接觸的個案裡，特別是英國個案當中，至少出現數十回。她們分別遭遇各種匪夷所思的酷刑：火燒，水淹，背負石塊下沉，頭披金屬荊冠，還有被關進鐵鑄的模型裡折磨的，詭異的殘酷發明不勝枚舉。這是英國文化裡的集體創傷，如今意圖透過許多個人來進行療癒。

這些回溯的故事主題，都和個案當前想要克服的障礙有關。最常見的是：害怕自己的能力，不希望受到注意，覺得從事療癒工作是危險的，幫助別人會威脅自己的安全等等。

透過許多個人身體的知覺，藏匿於黑暗時代的創傷故事一則一則曝曬在日光下，受到檢視、平衡。掀開過去，往往也就是揭開現在。問題的癥結常像是一個隱喻，浸染所有的時空，就像是榮格說的「原型」，困阻我們的感覺總是如此熟悉，只不過更換了場景和時空。

譬如，為了「慢性疲勞症」前來求助的戴絲。她原本是個十分忙碌的治療師，卻在兩年多前突然病發，致使工作與生活都停擺。當我們探索她疾病的根源時，她進入身體的乏力和疲憊，感知到這個前世的故事：

我在印度，是個小男孩，那些地主正要把媽媽從我身邊強行帶走，因為我們家裡很窮繳不出稅金。我好恨他們。我哭著拉住媽媽。可是，媽媽還是被帶走了。我無能為力。我好恨他們也好氣自己，我什麼也做不了，無法阻止他們。（戴絲大哭！）

戴絲在發病之前，曾和男友去印度旅行，因為水土不服，生病住院。回英國之後便出現「慢性疲勞症」。她始終沒有把這兩件事聯想在一起。顯然，那趟印度之旅觸發某個前世所經驗的創傷。即便離開印度，她的潛意識還深陷在故事中，而且身體信以為真，於是重演了那個「記憶」中的無能為力感。

還有個案眉子，早年歷經許多重大創傷，喪子、丈夫外遇、家暴、離婚等等，於是她的身體先後出現了重症肌無力症、類風濕性關節炎、紅斑性狼瘡等重大疾病。而年紀輕輕便罹患纖維肌痛以及憂鬱症的維多，則是長年處在一個關係不誠實的家庭裡。父親的嚴厲掌控和母親的虛與委蛇導致許多感覺遭受壓制，沒有正常表達的管道。

我接觸的許多案例顯示，情感壓抑與疾病間有著深刻的關聯，只是我們尚未找到系統或方法有效的解讀。纖維肌痛、慢性疲勞症等等醫學上，直找不到解方的重大疾病，極可能是壓抑的情緒遍佈全身之後所引爆的症狀。

覺察身體要跟你分享的事

所以，當你意識到自己有個負面信念時，不妨問自己：「我的身體在哪裡感受到這個信念？」你可能會驚訝，原來你習以為常的胃痛、心悸或喉嚨阻塞，是跟你的某個負面想法有關。

而當你感到絕望或沮喪時，也可以問自己：「我的身體在哪裡感受到這個情緒？」這時，你的膝蓋可能突然抽痛，或心突然下墜。

這樣的自我訓練會讓你開始覺察你的想法與情緒和身體的關聯。

個案故事

不斷彎曲的脊椎

朋友梅西以為她得了骨癌，因為她的脊椎突然日漸彎曲，讓才六十歲的她看來像個小老太婆，行動變得很不方便，她到醫院做了各種抽驗檢查，但是都找不出原因。我透過電話為她進行治療，肌肉測試顯示她問題的癥結是一個負面信念。問梅西，她是否有個負面信念，揮之不去。她立刻說她每天都很挫折，因為她覺得自己好不容易在家中營造的良好能量場，卻被先生的負面能量不斷抵銷。先生是個多發性硬化患者，由於這個慢性疾病，使他的想法總是消極灰色。梅西跟著我的指引，以TAT逐步釋放關於先生的負面信念，程序才走到一半，我就聽見她在電話那一頭尖叫，說她的脊椎驟然彈射出一股能量，身體很熱。整個TAT程序進行完畢後，她站起來走動，發現彎曲了十一個月之久的脊椎變直了。兩個星期之後，我接到梅西的來信，說她的脊椎從那天療癒之後就不曾再彎曲。

我們的信念，我們告訴自己的故事，的確正在塑造我們的身體，影響我們的健康。

還是波斯詩人魯米（Rumi, 1207-1273）聰明，他老早便明白這個道理，他寫道：

我們是蜜蜂
而我們的身體是蜂房
我們製造身體
一個細胞又一個細胞
我們製造它（註2）

註1：參考卡坦絲．帕特所著之《希望感覺良好？你需要知道的一切都在書裡》（*Everything You Need to Know to Feel Good*），p.195。

註2：摘自 Kabir Helminski 編譯之《魯米全集》（*The Rumi Collection*）〈When Grapes Turn to Wine〉，原文如下：

We are bees,
and our body is a honeycomb.
We made
the body, cell by cell we made it.

恍若隔世

那一天吃過中飯，我便感到全身發冷。外頭樹影搖曳，秋天的太陽把修道院的石階曬得燙暖，我散步到花園去透氣，竟然冷得打顫。這座都柏林郊外的修道院寧靜異常，歷史深深嵌入每塊石頭瓦片。夜晚行經樓中狹長陰暗的迴廊，彷彿可以聽見徘徊的亡魂竊竊私語，可是一到白天它又還原成無邪靜謐的修道院。

這一年秋天，我來到這裡加入一群愛爾蘭的療癒者，接受LCT的訓練課程。班上有十一個同學，年齡從三十多歲到七十多歲。除了努力吸收資訊記筆記，我有一半時間是處在半催眠狀態進行著療癒。上完課就累斃癱倒，連晚餐時的社交性談話都感到難以應付。

我想，在大太陽下打顫，莫非是感冒發寒，所以又回房披上一件衣服。

午休後上課時，我已經臉色慘白，手腳凍僵，我心想，這感冒來得太邪門了。老師安迪做能量測試，宣稱我是示範對象。我這才明白，我的身體早就開始預演一個故事，等著進入這個療癒過程，但我的頭腦卻對這個劇本一無所知。這是個奇異的狀態，外頭豔陽高照，然而，我感受到的真實與外面的世界無關，在我的世界裡，週遭的溫度正急遽降低，冷極了。可是，起碼我還有我的自由意志，至少我以為如此。所以，我設定的工作議題是，希望療癒我的親密關係。

事實後來證明，連這個決定都是潛意識早就寫好的劇本，我只不過照著唸出來而已。

我的座位在安迪左邊，因為我是示範對象，照理說，應該和他面對面坐著，接受他的問話。可是，當我把椅子旋轉過來，正對著安迪，我的頭卻不自覺的往右轉。我知道這樣的行為對老師很不禮貌，但我的頭就是不聽使喚。想想看，你的老師坐在你面前，按著你的手臂作肌肉測試，而你好像不情願參與似的，頭一直往右後方扭轉，場面極其尷尬。我使勁控制我的頭，然而，只要稍一分神，它便自動右轉，自由意志此時不太管用。還好安迪似乎不以為意，大約是對這樣的怪異行為司空見慣。

能量測試的結果說，我正在經驗的故事是一個前世的故事，地點在北極，我是當地住民。而我目前遭遇的親密關係上的難題，與這個故事有關。當這些線索出現時，我的身體開始「說」故事了。它讓我感受刺骨的寒冷，故事就從寒冷中出發……

那是個暴風雪天，我看見自己穿著厚厚的衣服拚命在風雪中前行，四處是白茫茫的雪花，我失去方向，但仍然邁力往前。我是個愛斯基摩女人，但我必須離開居住的地方。我已經無家可歸。剛才發生一件可怕的事，我必須趕緊離開現場。

我想回頭看看我的家，但我不能回頭。我還在盛怒當中！

故事在這裡「凍結」住了。我頑強的抗拒著，不願意去看接下來發生的事。安迪要我敲打太陽穴，那是「憤怒的穴位」，過了一分鐘左右，我飽漲的怒氣消退了。方才一直使勁往右扭轉的頭，竟開始慢慢轉向左後方：

我看見雪地裡埋著一個頭顱，金栗色頭髮在風雪中飄舞。我的眼淚止不住流下來，憤怒化為悲慟。那是我的愛人，他背叛我與其他女人偷情，而我在忌妒暴怒之下失控殺害他。我無法面對自己犯下的罪行，所以逃離現場。我的心像是插了一千把刀，撕裂劇痛，悔恨把我淹沒。

故事才一說完，我身體溫度驟然恢復正常，手腳不再僵凍，好像演出結束了，身體謝幕鞠躬下台。陽光悠悠透窗而入，可我的心思還在北極暴風雪裡盤旋。

真的是恍如隔世。

我納悶著，身體如此配合故事的需要而升降溫度，為的是協助我回到當時的環境與氣氛去感知故事嗎？這是我第一次感受前世回溯的威力，也體會到身體的神祕。

我是個邏輯思考很強的人，這是福份也是詛咒。凡是書中所說，我很少會照單全收，非要自己體驗不可。多年前閱讀了布萊恩．魏斯（Brian Weiss）談論前世今生與輪迴的兩本書，便對前世回溯一直半信半疑。

我曾為了要體驗前世故事而參加回溯的工作坊。那一次，整個大廳中百分之七、八十的人，都在主持人引導之下，進入恍惚沉睡的狀態，只有我還是十分清醒的旁觀者。那個前世回溯專家所引導的冥想，對我毫無作用，我既沒看到什麼畫面，也沒有什麼特別的感受。那次失敗，教我一度懷疑前世回溯是不是冥想引導出來的想像情境？

然而，這次回溯經驗是這麼不容置疑。透過身體的知覺引導，我的感受如同呼吸一般真實，連身體的不自覺反應、對週遭溫度的感應，都成了敘事的一部分。如此一來，證明我自作聰明的頭腦其實無法操控這個故事的進行，因此，我所感知的景象不可能是我頭腦想像出來的。而且，故事中的人所經驗的情緒，在我的身體也引發非常清晰的回應。

頭腦並不知道腳本，只有身體知道。

我想起這輩子幾次感情關係，總是在忌妒、遭受背叛這些議題裡打轉，顯然這是我累世的功課；功課做不好，所以轉世回來，繼續修學分。

這個故事，讓我體會到忌妒與暴怒所帶來的殺傷力。當那毀滅性的力量在體內引爆的一霎，如山洪狂噴而出，不可收拾，摧毀自己和週遭一切。我訴諸情緒的傾向，在我的情感關係中造成的不是親密，表達的不是愛情，而是佔有與傷害。

看到自己過去曾經犯下的罪行，如當頭棒喝。我的生命觀與情感觀在那天下午受到巨大撞擊，感情模式從此不得不更新。

我以為是「我」選擇了「親密關係」的議題來工作，其實，我的深層意識老早就安排好了。在安迪還沒有決定我為示範對象之前，在我身體開始變冷的時候，這個故事已經發芽了。冥冥之中，在另一度空間，劇本已經寫好了。

那次的神祕經驗，加上日後在療癒和教學時所見證的數百個個案，讓我不再拒斥靈魂的轉世輪迴之說。姑且不論這些故事是不是真實的敘事，或是如夢一般的隱喻與表徵，甚至可能是介於兩者之間的產物，這些故事敘述並不是隨機發生的，它們總是跟著療癒工作的議題打轉，而且每每帶給當事人深刻的覺察與醒悟。

身體是通往前世記憶的最佳途徑

我們的前世印象從何而來？儲存在何處？它如何被勾起？怎麼讀取？這些前世的故事對我們的療癒和成長有什麼貢獻？我們所擷取的這些故事真的都是我們的嗎？還是我們從榮格所謂的集體無意識裡萃取出來的印象？

我的經驗告訴我，我的意識無法參與前世經驗的讀取，可是當我傾聽身體，它卻很忠實的呈現相關的知覺，協助我感知故事。雖然，回溯前世未必得透過身體，可是，身體的確是通往前世記憶的可靠途徑。

印度哲學認為，有史以來每個生命的每個想法、話語和行為、我們所參與的每件事，都記錄在阿卡習檔案裡（Akashic Record）。「阿卡習」這個字的本意便是所有存在過的能量振動所滙聚而成的宇宙記憶。你也可以把它想像成是錄音帶或錄影帶的磁帶。阿卡習檔案這個概念很接近榮格所詮釋的「集體無意識」。如果真有這個場域，那在回溯前世的當下，從中提取對我們學習有助益的記憶，來刺激我們的認知和覺醒便是合理的推論。

對於前世回溯，安迪．韓有相當圓融的觀點。他認為人的存在有小我（self）和大我（Self）之別。小我受制於物質世界的規則，於是死亡之後，肉身回歸塵土。然而大我因為是屬靈的性質，並不受限於此，而是受更高規則統御，於是這部分的能量在我們死後依然繼續存在，它可以超越時間與空間，甚至超越不同的生命（lifetime），而這部分永續存在的能量也攜帶著我們累積的所有的經驗。我們從經驗當中整合的部分變成我們的學習，而尚未整合的部分則形成創傷。

生命總是不斷的創造機會和經驗，促使我們療癒這些尚未整合的創傷，好讓生命能夠更趨完整（wholeness），這是生命本身，或者說宇宙整體的內在驅動力（註1）。

場域之謎

其實場域層層疊疊，個人的場域、家族的場域、族群的場域，彼此的訊息互通，並沒有清晰的界線，而且其溝通並不受時空距離的限制。

先不說個案的故事，我個人在進行自我療癒當中，至少經驗過三十多次的前世回溯，其中還包含曾曾祖父自大陸飄洋來臺的移民焦慮。那一次回溯時，我感受到的焦慮都集中在胃部，呈現遭受侵蝕的痛楚，難怪父親家族的親友幾乎都有胃疾，祖父也因胃出血去世。

為了解開這個謎題，還是看看場域的本質和運作原理吧。

全像宇宙觀

在《全像宇宙投影三部曲》（*The Holographic Universe*）一書中，麥可・泰波（Michael Talbot）利用許多科學實證，解說人類的場域事實上是個全像投影（holographic）的運作模式。

在這個模式之下，整體持有每一部分，而每一部分也各自以它獨特的方式呈現出整體。詩人威廉．布萊克（William Blake, 1757-1827）的名句，述說的就是這樣一個全像的宇宙觀：

從一粒沙，看世界
從一朵花，看天堂
無限在你的手掌間
永恆在一個鐘頭裡

從這個觀點來看，我們的身體擁有每一個細胞，而每一個細胞也握有整個身體的藍圖。這也是為什麼，細胞生物學家可以從一個細胞複製整個生物體。

由此觀看人類，我們每個人不也就像是宇宙的一個細胞。宇宙包含我們，而我們每個人這個「小宇宙」也是整個宇宙的微觀。整個宇宙的進化，是透過每個人對生命獨特的表達來實現。

於是，我們生命裡任何微小的變化，也都會立即反映在全世界的每一處。

大海與波浪

一行禪師闡述佛理時，喜歡以大海和波浪來比喻生命的源頭和個人的關係。他說，我們每個人就好比是波浪，然而我們的本質都是大海。當波浪升起時，有它獨特的形狀和活力；當波浪沉落消殞，便又回歸大海。所以，每個波浪雖然在升起的那一刻有各自的形態，其實根源都是相同的。這裡說的也是全像宇宙觀，能量不滅定律，只不過運用的語言更詩意。

形態場可以傳遞與分享訊息

另一個關於能量場域革命性的論述來自於盧波特・謝瑞克（Rupert Sheldrake）。這位英國的細胞生物學家發現，每個活著的細胞、組織、器官、有機體都有各自的場域。他把這些場域統稱為「生物形態遺傳場域」（Morphogenetic Fields），或者簡稱為「形態場」（註2）。

生物學家一度曾經十分困惑，既然我們全身的細胞具有一模一樣的DNA，究竟是什麼因素，讓細胞自行分化組織為不同的器官，運作不同的功能？謝瑞克說，正是因為人類根據所遺傳的「形態場」來界定細胞各自該執行的角色，我們才沒有在肛門長出牙齒，或在肚臍出現頭髮。謝天謝地！

「這些自行組織而形成的場域所具有的影響力，類似我們的磁場，或其他相似的自然場域。」謝瑞克進一步解釋，這樣的形態場域兼容資訊與記憶，而且具有學習的能力，他提出「形態共鳴」（Morphic Resonance）一詞來解釋這種特殊現象（註3）。最尋常的例子是，當屋裡有把弦樂器時，某些特定的聲波剛好會引起某根弦共振而發出聲音。這就如同我們把收音機調整到特定的波長，便能夠接受特定電台發出的波頻。這種共振現象是根據選擇性（selectivity）的原理來運作，也就是說，在無數的振動頻率裡，我們的系統僅會對和我們特質最接近的振動頻率產生共鳴，而且受其影響。謝瑞克的實驗證實，只要有一個系統出現，它的震動頻率會引發過去曾經存在過的，與它相似的系統再度復甦，重新進入場域，而且，這樣的情形可以跨越時空或向度（dimension）。

於是，一個生物的群體若學習了一個新的行為，其他地區的同樣物種可能突然之間都會發展出同樣的行為，即便是相隔很遠的距離和時間。場域的資訊似乎可以跳躍，穿梭時空，與同種類的生物分享。

在英國有個有趣的例子是，突然之間，所有的藍山雀（blue tits）都懂得要把放在門口的牛奶瓶上的蓋子啄掉，以便飲用牛奶。我想，那陣子，遞送牛奶的人一定很頭痛；還有，收牛奶的人一定得比藍山雀起得早才行。

謝瑞克還曾對剛出生的小雞做實驗。他用黃色的小燈照射剛出生的小雞之後，馬上再注射一種令牠們不適的物質。小雞很快便學會黃色燈光是不好的，因此產生強烈反感，並且極力避免黃色燈光。有趣的是，在這之後出生的小雞，也都一致對黃色燈光很反感，即便牠們沒有被注射任何東西，也不曾目睹其他小雞被注射任何東西。

這個例子說明了，在生物群體當中，創傷和經驗都是可以藉由場域傳遞下去。

我相信，根據同樣的道理，恐懼症、信念、疾病也都可以透過形態共鳴的原理被傳承。微生物細胞學家布魯斯・立普頓（Bruce Lipton）曾舉一個例子，他說有一個家族有心臟病的遺傳現象，有趣的是，連他們領養的小孩，也罹患和其他家人同樣的心臟毛病，可見遺傳並不是透過基因傳遞，而是透過家族裡的動能（family dynamics）。這個「家族裡的動態」聽起來是類似形態共鳴場的運作。我的個案阿傑兩歲時，大哥溺水而死。他不曾目睹那個悲劇，也不曾有和水相關的任何意外，可是從那時開始，他便不能泡澡，無論如何，他就是無法讓身體浸泡在水裡，直到我們處理了大哥的死亡對他的影響，之後，阿傑再也沒有泡澡的問題。

透過形態場和形態共鳴，不僅塑造了我們的樣子和習慣，也讓我們接收所有前人的智慧或經驗，同時，我們的學習與經驗也繼續加入這個場域。這是一個持續的、雙向的溝通。而且，通過這個場域，我們可以和其他所有類似的場域聯繫，於是，整個人類累積的智慧便都是我們可得的資源。想想看，這不就像是擁有進入一座超大型中央圖書館的通行證！所謂的「天才」，或許是共鳴場域特強、能夠憑空下載並且處理大量訊息的人。

所以，場域同時是透過全像觀點和形態遺傳，以及形態共鳴的道理在運作。我們不但與萬事萬物互相聯繫，也不斷受到全人類過往所累積的智慧與經驗影響著，而且我們的作為、想法和經驗也正在塑造這個世界，改變人類的集體意識。

前世印象的根源

至於前世印象則是更神祕的現象。科學家對這個話題十分著迷，想想看，如果「轉世之說」能夠被驗證，意味著就算身體消殞，我們的心智能量依然攜帶著我們的特質繼續存留於世。

關於轉世之說的故事多得數不清，最著名的例子是西藏佛教尋找死後轉世喇嘛的古老傳統。舊金山的心理學家海倫・娃巴赫（Helen Wambach）花了二十九年的時間，鍥兒不捨的研究前世經驗的現象。她經由許多小型工作坊，催眠了數千人，讓他們回溯特定的時間，並詢問特定的問題，然後詳細記錄這些人透露的前世身分和生活細節。經過統計的結果，她很驚訝發現，他們所敘述的細節非常接近歷史事實的演進。而且這些人百分之九十是庶民，如農民、勞工、食物採集者等等（註4）。

依此推論，前世的印象、祖先們的故事，甚至集體無意識裡的原型故事，有幾個可能的來源：一來可以透過全像觀點取得，二來可以經由形態場域的共鳴而來，還可以發生在靈魂自身存檔的記憶庫。

在這樣的一個宇宙觀之下，所有的事物交互聯繫，意識也沒有邊界。創傷或智慧，恐懼或信任，脆弱或力量，不同時空的故事，都可以透過這個人和集體交融的場域而顯現。這個場域，也正是印加薩滿與神祕學家集結的會所。

即便不相信靈魂轉世之說，集體無意識或形態共鳴場域的解釋，依然能夠說明前世經驗的取得是可能的。而前世記憶既可以儲存在我們個別的場域，也可以儲存在家族的，或人類的集體無意識的場域。想想看，個人藏書、地方圖書館和中央圖書館的差別吧！端看引起共鳴的事物為何。

心理學家羅伯·安德森（Robert Anderson）說，我們每個人提取資訊時，通常是依循某種暗示的法則（implicate order），我們會選擇性的攝取那些和自己的記憶產生關連的，或引起共鳴的資訊。就像調音叉（tuning fork），只有在另一把與它結構、形狀以及大小相似的調音叉跟前才會產生振動，是一樣的道理。這說法和形態共鳴的論述異曲同工。

所以，當我進入這個超大的中央圖書館時，選擇觀看哪本書，依然是根據共鳴原則在運作。我並沒有因而變成一部百科全書。

人的「傾向」真是神祕又有意思。我想，我的靈魂大概好幾輩子都在玩音樂、作療癒，對於音樂或療癒的書籍與理論，我一讀就通；可是對於地理植物，我死記苦背都沒辦法。大概是我的調音叉欠缺這個音色，無法引起共鳴吧。這也是俗話所說沒有這方面的「慧根」。

前世記憶的啟動

根據安德森的說法，我們或許可以進一步理解過往的記憶是如何啟動？怎麼被勾起的？

不論是個人的記憶也好，集體的記憶也罷，都是存在於場域裡，當我們的神經系統由於個人的遭遇而產生一組活動，而這組活動的振動模式恰好與過去某個記憶的事件相似，藉由場域共鳴的原理，便啟動了過去事件的記憶。這個被喚醒的事件可以是存放在個人圖書館（前世或今生——我們自己發生的事）、地方圖書館（祖先們或部落——遺傳的故事），也可以儲放在中央圖書館（集體記憶中——原型的故事）。

如此看來，敘事療癒是個有機的轉變過程。

在大多數情形，我們不需要去分析故事，個案體驗了故事，自然會產生智慧去理解自己原有的問題。

可是，如果一個過去的記憶復甦了，而我們並不自知時，這就麻煩了。因為大腦無法分辨這是過去的記憶或現在的真實，況且，復甦的記憶也帶動當事人從前面對類似事件時的反應。於是，雖然我們在面對的是一個新的經驗，卻不自覺的演出一個老舊而且不合時宜的回應。

許多人的困難來源都是因為我們受困在一個記憶裡，卻不自知。

下面沙麗的故事，正好可以說明這個現象。

個案故事
前世今生混淆的觀點

沙麗有個論及婚嫁的男友Ａ，原本關係十分甜蜜。然而最近她和前男友Ｆ意外重逢，造成情緒動蕩不安。她察覺自己仍然強烈被Ｆ所吸引，她甚至對Ｆ目前交往的女友出現非理性的妒忌。這致命的吸引力導致她開始質疑自己和Ａ是否合適，許多事情都開始不對勁。

「我覺得冥冥之中，我們就是要在一起的。Ｆ從前換過很多女友，很花心，可不管他跟誰在一起，都只是短暫的，我感覺他最終會回到我身邊。可是，Ｆ這個新女友讓我感到他們關係很穩定，我的夢想就要破滅。」沙麗說著愈發難過焦慮起來。這個突如其來的念頭教她十分意外。她想要了解自己為什麼會突然陷入對Ｆ的迷戀，她想釐清楚自己究竟是喜歡誰。

能量測試告訴我，為了解決這個難題，我們必須取得一個前世的故事。透過身體的引導，沙麗進入古代，她看見自己身著中國的綢緞衣裳，梳著髮髻，Ｆ也在這故事裡：

我把梳子摔向鏡子，鏡子哐啷一聲碎了，我的愛人離開我，我氣得大哭。他是個花心大少，這次，他又離開我和其他的女人在一起。我覺得自己日漸衰老，漸漸比不上那些年輕的女子。我一定要證明自己還有魅力，可以讓他再度回到我身邊。我每天都在等他回來，可是，他終究沒有回來。我一直等一直等……

沙麗哭起來，故事在此打住。她終於清楚自己最近的慌張焦慮，莫名其妙的忌妒較勁，甚至想要挽回F的強迫性想法，都是來自這個前世糾葛。她現在的反應跟在故事裡如出一轍。似乎，與F的重逢，加上F的新女友，喚醒了靈魂深處的傷口，沙麗重新啟動她在那個回憶裡面對F的情緒與態度，但她意識上卻不自知。我們最後發現，連同沙麗一開始說的話，譬如「兩人注定要在一起」、「還在等待F回心轉意」的感覺等等，都是她前世敘事的一部分，這樣混淆時空帶來的盲目和茫然，差點斷送她目前和A擁有的良好關係。

我們使用能量的介入治療清除了她前世故事所持有的遺憾與信念。然後，好像遮蔽眼前的雲翳消散了，沙麗對於F的強迫性迷戀霎時消解，和男友A又恢復親密的感覺。

那次治療之後沒過多久，沙麗又在另一個派對巧遇F。這次她如實看到F的為人，對他們之間的關係不再存有不切實際的幻想，反倒是祝福F這次和新女友能夠長長久久。

沙麗的故事讓我們看見前世回溯的敘事所可能帶來的療癒效果，它甚至轉化兩人舊有關係的動能。許多時候，這樣的故事療癒，能夠為當事人的問題帶來戲劇性的轉折。

前世敘事帶來新的觀望角度

如此的敘事治療，在跳脫時空之際，使我們取得對於原始事件和涉及的人物不同的觀望角度，也幫助我們看見靈魂過往的創傷與執著。生命如一條涓涓不息的河流，我們愛過，也恨過，傷過人，也被傷過，還有什麼不能放下呢？所有的事件與經驗，都是來協助我們學習的材料，促使我們擁有更寬廣的視野與胸襟。

更棒的是，這些故事並不是由我通靈而轉告個案的，而是個案經由自己的感知與直覺所取得。這股自我療癒的能力，帶給一個人很大的自信與滿足。

明白了問題原由之後，是否就自動解決問題呢？未必。明白之後，只是給我們一個新的機會，重新選擇。利用覺知與覺察帶來力量，幫助我們意識到當類似情況發生時，能夠針對當下的情況妥善回應，不再演出老舊的戲碼。

這是善用我們的自由意志的時候。

以上述的例子來說，沙麗仍然必須下意識做出選擇，以更誠實的態度面對男友和自己的關係，覺察自己對感情的幻想與渴求，甚至主動在目前的關係裡注入浪漫的養分。沙麗表示，這次療癒之後，她與男友的關係愈來愈堅定。

當然，療癒不一定要從敘述故事著手，更不見得需要回溯前世，這僅是療癒的途徑之一。

靈魂的後創傷後遺症

在生命裡，我們總不免會遭遇一些事，而受到驚嚇。如果驚嚇程度非常嚴重，而我們無法承受消化那個經驗，就會形成心理學上所說的「創傷後壓力症候群」（Post-

Traumatic Stress Disorder, PTSD）。

創傷後壓力症候群不只會出現在自我（Ego）的層面，如果靈魂在累世的經驗裡遭遇到太駭人的事，也會深深受創。

個案貝琪來找我解除一個她多年來不斷重複出現的夢魘：她看見自己在屍橫遍野的戰場，哭嚎著尋找一個人。夢總是在此嘎然而止，沒有下文。當我引導她進入回溯時，她驟然大哭，故事很快浮現了。那一世的她生在中國，是個領主的女兒，卻愛上與她身分並不相襯的將士。愛人沒有勇氣向她父親告知與她的戀情，他們因此吵架，他一氣之下自願出征，參與危險的戰役，結果再也沒有回來。她痛心疾首，悔恨交織，既生氣情人不守誓約，棄她而去，也懊悔兩人的爭執導致這樣下場。於是，她在戰場上慌亂尋覓愛人的屍首。

這個前世的愛人是貝琪如今的上司。和他在此一時空重逢，似乎勾起了這一段往事。那創傷片段，如同電影裡的停格，被卡住截斷，停放在她的潛意識，在睡眠時反覆重播。

催眠治療師麥可．紐頓（Michael Newton）畢生致力於研究靈魂在一個人死後的動向。他說，靈魂的光體就像是身體幽微的輪廓。死後，大多數人會把身體蛻下，只剩靈魂光體返回靈界。然而，有些靈魂光體仍會攜帶著此生經歷的創傷印記回到靈界。這些烙印在靈魂能量體的傷痕有時會隨著轉世再度出現（註5）。

美國知名的通靈者和預言家艾德加．凱西（Edgar Cayce）以及珍．羅伯特（Jane Roberts）都認為，實際上，我們的過去和未來都同時存在於此刻，生命整體所呈現的是多次元的真實（multiple-dimensional reality）。而我們的每個人格在每個次元裡的表現，都構成一個更巨大的靈魂的一部分（註6）。

羅伯特因此相信，我們能夠感知這些其它的次元裡的「生命」，從中獲得知識和了解，以便協助我們蛻變。我們怎麼過目前的這一生，也正在影響著過去與未來的生命。

不管是自我今生的創傷或靈魂累世的創傷，故事都只是手段，不是目的。它的出現是來為我們的成長與療癒服務。

蘇菲大師音那雅．康（Hazrat Inayat Khan）相信，每個人內心都有一縷神聖的光，連結著源頭的意識，這光便是我們的靈魂。人無法讓靈魂隨著想法起舞，只能讓自己成為一把樂器，供靈魂彈奏。療癒了創傷，便是把自己的音色調整好，成為一把和諧的樂器。

關於前世今生和靈魂種種一切，還是迪帕．恰帕若（Deepa Chopra）說得好：

我們的靈魂是所有意義、關係、來龍去脈、神祕故事和原型主題的匯聚，由此，我們產生每天的想法、回憶和渴望。

我們每個人幾乎都在不自覺的情況下，自動參與這些發生在我們生命中的故事。我們就像是演員站上舞台去演戲，每次卻只拿到一行台詞，我們演著這戲卻不了解整個故事所為何來。然而，當你和你的靈魂取得聯繫，你便會清楚看見完整的腳本。明白以後，你依然參與故事演出，可是現在你是喜悅地、全然地、帶著覺知的參與……（註7）

註1：參考安迪・韓所撰寫之（Life Centered Therapy: An Invitation to Remembering），p.2-3。

註2：參考盧波特・謝瑞克所著之《形態場共鳴》（*Morphic Resonance*），Chapter 4。

註3：同前，p.84-86。

註4：參考《全像宇宙投影三部曲》，p.213-214（此為英文版頁碼）。

註5：參考麥可・紐頓所著之《靈魂的命運》（*Destiny of Souls*），p.87。

註6：參考芭芭拉・安・布萊南（Barbara Ann Brennan）所著之《光之手》（*Hands of Light*），p.243。

註7：摘自迪帕・恰帕若所著之《同時性命運》（*Synchro-Destiny*），p.90。

2

第二部 能量心理學

這是一份簡單的地圖：
從能量心理學的起源演化，
沿途窺視它的方法學與它對療癒的嶄新觀點。
希望經由故事與解說，讓你體會能量心理學的奧妙，
探索它對你而言的各種可能。
我的企圖是在抽象概念與生活之間架起一座橋樑，
在能量心理學的多樣表現當中，爬梳對療癒的思考和變革，
以及它對於自我覺醒和自我療癒的深遠影響。
這裡介紹 TFT、EFT、TAT 和 LCT 等療癒法則，
目的是為了推廣這些方法，分享我的使用心得。
書裡所記載的個案乃至對於方法的詮釋是我個人的理解，
並不代表各發明者的意見。
如果你對這些方法感興趣，希望更進一步學習，
請參閱各章末註釋所載的網站或書籍。

緣起和演化

「能量心理學」望文生義，意味著心理的問題是可以透過身體精微的能量系統來處理；我們對於某些情況固著的回應方式，我們受過去的經驗所牽制而形成的認知行為，都可以在此找到解答。然而，在更深的層面，它也影射所有心理問題基本上都是從能量系統出發；在身體能量的場域、結構、流通當中，我們可以找到這些心理問題的端倪。

這一門學問在心理學的原理和東方的能量醫療之間架起橋樑，它認為所有的問題都是來自能量的流動受阻所導致的不平衡。想要徹底解決問題，自然必須率先處理能量系統中阻滯的現象。

它的運作原理奠基於一個重要的觀察：

特定問題所帶給我們的困擾，就如同一組訊息代碼寫入（encode）我們的能量系統；於是，每次我們想起或談論這問題時，這組訊息便會再度出現在能量場。為了解除困擾，我們必須改變這組紊亂訊息。而透過刺激穴位或調節能量場，可以迅速傳遞新的訊息給大腦、給每個細胞的情感受器。當紊亂訊息得到重整之後，困擾就會消失。

因此，就算心理的困擾分別顯化為行為上、系統上、心智上、神經病理學，甚至生物化學上的各種毛病，追根究柢，真正不斷製造這些問題的，還是分佈在能量系統裡與這些毛病相呼應的特定訊息。是這些訊息在微調，在操控，在激發問題的繁衍，也是它持續引發慣性行為與反應（註1）。

然而，當前的心理治療傳統以談話治療當家，好像所有的問題都純粹發生在精神領域，與身體的經驗無關。這樣的治療方式雖然能夠協助我們從理智上理解所發生的事件，卻無法消除這事件存檔在人體能量系統中的紊亂訊息。因此，尚未完全療癒的創傷就像是沉睡在地窖的龍，等著再度甦醒，興風作浪。一旦日後的遭遇與原始事件有些微雷同的模式，創傷的相關記憶就會復甦，訊息代碼再度周旋在能量場，製造出相同的生理心理反應。

能量心理學和傳統治療方法最大的差異在於，它以不同的路徑去面對創傷與困擾。它會在當事人回溯困擾事件的時候，透過穴位的刺激，送出能量脈衝到大腦，中斷這個回憶所引起的強烈情緒反應。它的工作重點不再是去分析這個創傷回憶或了解它的意義，而是重新整頓能量訊息場，消解它導致的激烈情緒反應。當事人仍然會保有那個事件的記憶，但是不會再感受到在幕後肆虐發洩的情緒。然後，在這比較平靜的狀態下，當事人的內在覺察與智慧便自然浮現。

從物理學上來看，傳統諮商仍奠基於牛頓的因果（cause-effect）論，一切依循一定秩序運作，改變也是依此機械原則發生。在這觀點之下，刺激（來自環境或認知）是「因」，而回應是「果」（症狀或問題）。能量心理學則跨入量子物理的領域，推翻原有的秩序。從這個視角切入，宇宙不再循規蹈矩如牛頓所願，一切都更曖昧更流動，訊息可以彈指之間更新，症狀也可以隨即變化。

誠如在《精微體》（*The Subtle Body*）一書前言裡，作者辛蒂．戴爾（Cyndi Dale）強調：「萬物皆是由能量所構成：分子、病原、處方藥，甚至情緒。每一個細胞都是帶電的振動，而肉體本身也發散著電磁場。人體是由無數能量系統組成的複雜系統。疾病本是由能量失衡所導致的，因此平衡一個人的能量，就能重建或恢復其健康。」

從能量心理學的視角望出去，我們的想法呈現在思維場裡，我們的負面情緒植根於能量訊息密碼，我們的困擾事件存檔於能量結構。在這個範疇裡，只要找到法門，改變的確可以是當下、即時，甚至是全面性的躍進。

心理學家費爾．墨倫據此呼籲，心理治療工作者應該認真探索能量這個精細敏銳的系統與精神心理的交互作用。他認為，談話形式的心理治療雖然有其價值，但也有許多侷限，因為它無法有效處理創傷或問題寫入身體能量系統的訊息。於是，「每次談話，這組訊息都會跟著出現，然而，因為沒有獲得處理，於是被身體一再回收，導致有些當事人會出現『愈談愈糟』的情況。」（註2）

這個挫折，促使費爾開始探索能量心理學和其它另類療法。十多年來，費爾以身試法，不斷學習，並且教授能量心理學，他的《心理分析的能量心理治療》一書，堪稱是介紹能量心理學的學術經典。

一次一起喝咖啡，費爾告訴我，在他目前的心理諮商中，能量的介入療法已經是必備的輔助工具，「如果你可以敲打一些穴位來取得可能要十次談話才能達到的效果，為什麼不做呢？」

有類似想法的諮商心理師，這幾年在歐美迅速增加。固然，本書所介紹的這些療法在當前的學院訓練系統裡仍然未獲採納，但它的實際效果早已使許多從事心理治療工作者趨之若鶩。明裡暗來，能量心理學的多種方法都逐漸被整合吸納，滲透迂迴，走入傳統的心理治療過程中。

對高效率療癒的疑慮

對於能量心理學的方法得以如此迅速的轉化個人的創傷，甚至於形同外科手術般精準的移除具破壞力的情緒，讓好些人感到不可置信。最普遍的疑慮是：「如果不再把力氣導向對創傷的分析耙掘，這會不會剝奪一個人對於自己的問題所可能產生的洞察與了解？若不去檢視事件的細節，又怎麼可能探究一個人心理問題的根源？這樣的治療，會不會流於膚淺？」事實上，我自己在一開始使用這些方法時，就有這些擔憂。

可是，後來的經驗讓我看到，當一個人移除了對於某記憶的困擾情緒，更新了能量訊息場之後，他對於原有事件的觀看方式會立刻改變，一組新的理解和自我認知行為會自然發生。之後，當事人在提到原始事件時，會使用不同的語言來形容，而他與問題之間的關係也隨之轉變。

中醫的醫病觀

說起能量心理學的發端，還得回溯中國的老祖宗黃帝。兩千多年前，《黃帝內經》當中已經記載人體的穴位與經絡，詳述氣（能量）對健康的影響。內經認為，當氣的流動通暢，表示人體健康；當氣的流動受阻，則形成疾病。受阻的「氣」，則可以透過刺激穴位，來讓經絡恢復暢通。針灸醫師使用的針，就像是個超感導體，長針一刺入穴位（能量滙聚處），立刻接引原本阻斷的能量之流。

究竟中國人是如何發現這肉眼看不見的能量通路，十二經絡，任督二脈，以及精細複雜的穴位分佈呢？這至今是個謎。

然而，中國並不是唯一覺察生物能量（bioenergy）系統的古文明。早於《內經》兩千多年前，印度文獻裡已經記載使用能量系統的治療過程。不同於中國的是，印度把健康的重點放在脈輪的平衡，脈輪也就是人體的能量中心。

因此，東方醫學自古便發展出一個環環相扣的醫病觀。疾病從來不是單獨的現象，是五臟六腑失調，是奇經八脈受困，是脈輪贏弱所導致的後果。譬如咳嗽，雖然是呼吸器官和肺部出現症狀，根源卻可能是脾經虛弱，於是生痰，痰累積於肺部，所以喉癢咳嗽。然而若更進一步探索脾經虛弱的原因，卻可能發現腎經乏力，導致體內濕寒；而壓抑的情緒，委屈或憤怒，極可能是造成這一切的主因。

能量心理學採用的便是這個醫病觀來進行療癒，以各種介入療法促使能量流通，平衡能量中心。

古德哈特的意外發現

一九六四年，底特律的整脊師喬治．古德哈特（George Goodheart）在治療一個患者時意外發現，當他按摩患者的韌帶肌肉與肋骨銜接的某個結節時，那原本萎靡的肌肉突然變強，恢復功能，而患者原先突出的肩胛骨也驟然挪移，回到正常的位置。這個意外促使他繼續探索人體中這些特殊的反射點，也就是中醫所謂的「穴位」，對於肌肉強弱的影響。古德哈特進一步發現，如果輕壓反射點不管用，也可以用手揉搓中醫裡記述的特定經脈，依循它的運行方向，來讓患者恢復健康。除此之外，古德哈特覺察肌肉的強弱其實與淋巴系統、血液循環、能量系統和器官的失衡有關。同時，一個人的想法和情緒對肌肉強弱亦有影響。

古德哈特當時並不知道，自己在診療床上摸索出來的這些道理，竟然引發日後療癒法則和診斷方式的全面變革。他最卓越的貢獻是，發現經由測試肌肉的強或弱，可以取得人體能量系統裡的訊息。正是這個發現，催生了後來的「應用人體運動學」（Applied Kinesiology），也就是如今俗稱的「肌肉測試」或「能量測試」。

「應用人體運動學」是一門相當複雜的專業學科，一般從事另類療癒者僅是採用它最簡單的原理來探詢身體能量系統或潛意識的反應（請參考頁151〈肌肉測試——探詢無意識的方法〉）。

七〇年代美國的整脊師協會因為古德哈特的關係，出了幾個風雲人物。其中，強．提爾（John Thie）把這些中醫穴位刺激的原理整合，形成一套大眾化自癒系統，命名為「健康觸」（Touch for Health）；提倡以手輕壓某些穴位，來矯正身體的毛病，釋放壓力，促進健康。「健康觸」目前盛行於五十多個國家，台灣也在不久前引進了這套系統。其中一個方法是我自己經常使用的「額骨枕骨握持法」（Frontal Occipital Holding，簡稱FOH，見圖），這是釋放壓力、平衡能量非常有效簡便的方法（註3）。

然而，第一位把肌肉測試運用在心理諮商和精神醫療的人，卻是澳洲的精神科醫師強・戴蒙（John Diamond）。戴蒙雖然不是整脊師，但為了研習肌肉測試，他說服古德哈特、讓他加入美國整脊師協會，以便取得能量測試的方法學。

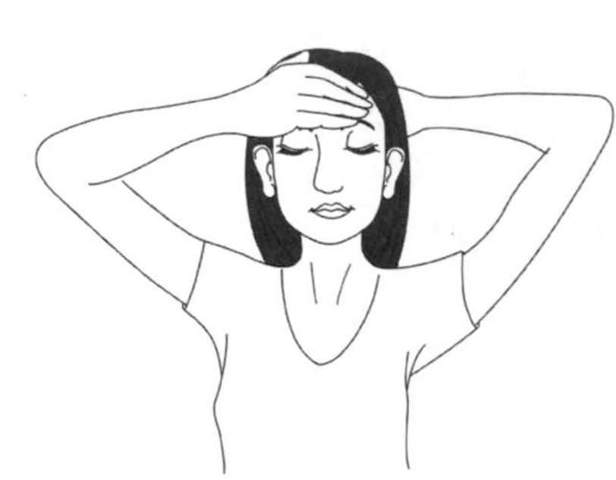

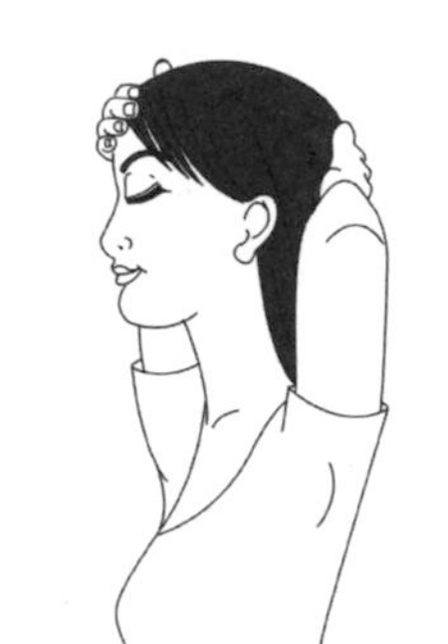

不按牌理出牌的醫師

雖然是個精神科醫師，戴蒙卻不太喜歡開藥給病人吃，藥物的效應太短暫，他寧可相信每個人內在的自癒能力。他建議每個生病的人都要先問自己：「我到底做了什麼，創造出這個疾病？」對戴蒙而言，疾病都是歷經好幾年才形成的。這意味著，有個內在的失衡狀態持續了許多年，當事人沒有覺察或紓解，於是形成了疾病。

他強調每個人都該為自己的身體負責，病人健康與否的責任不該落在醫生的肩上。醫生僅能從旁協助當事人改變情感、態度和信念，來增強他的生命力、發揮自癒能力。對於無意為自己的健康努力或負責的當事人，醫生的努力是徒勞的，療癒也不會生效。

戴蒙批評精神科醫生，花過多時間讓病人專注在過去的負面事件以及負面情緒當中，而忽略了正面信念（affirmation）的療癒力量和防治效益。

這些深具前瞻性的看法，至今不斷獲得驗證，後來更成為另類療法常見的論述。可是別忘了，戴蒙在七〇年代初便獨排眾議，提出這些說法，無異是在精神醫學界丟下一枚炸彈。

我特別喜歡的一個故事是，有次戴蒙受朋友之託到醫院探望一個病入膏肓的老人，醫生同僚們斷定他即將不久人世。戴蒙見到老人時，他蒼白憔悴，懨懨一息，嘴巴和身上發出惡臭，基本上是個已經教人放棄的患者。戴蒙不知道能夠為他做什麼，於是問他：「你能夠想像自己真正好起來嗎？不僅是沒有現在的病，而且是過得很好，走路輕快，眼睛閃亮。你可以看見自己活得積極健康，身體挺直，活力充沛，而且徜徉在大自然嗎？」

老人認真想了一想，出乎意料，他說：「可以」。戴蒙立刻替他做胸腺測試（Thymus test），這時原本一開始能量測試為弱的胸腺竟轉變為強；即便戴蒙引進其他事物來擾亂他驚嚇他，老人都能持續維持測試強度。胸線主導一個人的免疫系統，如同中醫的檀中穴，是多方能量匯聚之處，像是保護我們的大將軍。戴蒙教老人看到，這個對自己未來的正面想像，在一瞬間讓他的身體變得強壯了。靈機一動，戴蒙拿出白紙貼在病床前的電視上，告訴老人：「你從今天開始，每天只要一有空就看這裡，想像自己健康又充滿活力的樣子。」接著，戴蒙又問他：「你覺得自己最快什麼時候就能夠恢復健康，從這個醫院離開？」老人說：「十天後。」戴蒙心裡嘀咕，他未免也對自己太樂觀了。然而，他繼續給這老人獨特的處方，「那好！看著這張紙，想像你的健康正在好轉，而且你在從今天開始的十天以後，走出這家醫院。」戴蒙給老人下指令。

十天之後，這位老人果真自己從醫院走出去，完全恢復健康，讓主治醫生們稱奇不已。

我想，那張紙上上演的節目一定很精采。老人自己編寫的劇本，重燃他對生命的熱望，打敗他的疾病。那張白紙上有個厲害的無字處方。老人後來在遺囑裡交代孩子要把這張白紙放進他的棺木，一同下葬，因為這張紙救了他一命。

情緒與十二經絡

戴蒙將古德哈特的發現系統化。他的兩本早期著作《你的身體不會說謊》（*Your Body Never Lie*）以及《生命能量》（*Life Energy*）可以說是能量心理學的先聲，甚至是晚近「意識靈藥」（Conscious Medicine）的先驅。戴蒙所謂的「生命能量」指的就是中國的「氣」，印度的「prana」；對他而言，「氣」也就是「精神」（spirit）的同義詞。

戴蒙說，生命能量在身體裡隨著經絡運走，帶給器官活力。然而，如果身體或心理的因素導致「氣」不平衡，疾病便會隨之而來。相對之下，如果我們生病了，也就意味著我們的氣不平衡，情況若持續的話，就會導致特定的心理或生理問題（註4）。

戴蒙發現一個人的情緒和想法會影響能量的強弱，譬如，悲傷會降低能量，快樂則提昇能量；伴隨某些負面情緒出現的常是一組特定的想法，而想法和情緒之間相扣，會產生連鎖效應。他甚至發現圖像和音樂也能立即影響人的能量，譬如，聽重金屬搖滾會削弱一個人的能量，而觀賞特定的圖畫則可能有害健康。日本作家江本勝（Masaru Emoto）在《水的信息》一書中，圖文並茂的呈現水對於情緒意識的靈敏反應，戴蒙若讀了應該會心有戚戚。水一樣是喜歡聽巴哈，不喜歡重金屬搖滾。

戴蒙進一步找出各種情緒和中醫十二經絡的關聯。根據他的研究，每個經脈都對應到一組可以強化或削弱它的情緒及想法。只要按壓特定穴位就可以測試每個經脈的強弱。對於測試為弱的經脈，我們可以把注意力放在相關的正面信念，以抵銷與其相關的負面情緒和想法。

戴蒙就此歸納出一組針對個別經脈的測試穴位，以及正負情緒和信念的對照表，並且列出矯正特定負面信念所需要使用的正面信念（註5）。譬如：眉毛開端的膀胱經穴位，和創傷、挫折、不安寧、不耐煩有關，若測試為弱，可以輕敲此穴位，同時複述一個正向的句子：「我是平靜的。」眼睛旁邊的脾經穴位則和憤怒、狂暴有關，要中和這個情緒，可以輕敲此穴位，同時對自己確認：「愛和寬恕充滿我的心。」

這是首度結合能量測試與認知行為學的嘗試。

正是因為戴蒙提出來這個經脈和情緒的關聯，讓整個能量心理學的進展邁出革命性的一大步。我們可以大膽假設，沒有戴蒙，就不會誕生後來的「思維場療法」（TFT），或者當今使用最廣泛的「情緒釋放的技巧」（EFT）。戴蒙所耕耘的土壤，讓接下來的能量心理學或相關療法能順利播種。

可以說，戴蒙是個真正著重整體療癒的醫生和思想家。他對治療的思維，歷久彌新。而對他的醫生同僚們，戴蒙呼籲：「忘了醫療診斷書吧，那不過是一個名稱，一個標籤。治療師應當突破工作單位給予的狹隘限制。當他面對患者，他必須考量那人的整體，膜拜那人的存在……因為，我們每個人都受同樣的病折磨著，這病就是我們自己。還有什麼是比患者的名字本身更好的診斷標籤呢？」

能量心理學的夏天

在戴蒙之後，能量心理學逐漸由春天進入枝葉繁茂的夏天。TFT、EFT、TAT、LCT、EMO TRANCE、A-I-T（註6）等等精彩的方法，在短短十幾年間接踵而來。在此，我想要引介三種目前最被廣泛使用的方法：TFT、EFT、TAT，以及一個比較罕為人知的系統 LCT。這些都是平日我自己經常交錯使用的方法，不論與個案工作，或者面對自己的困擾，都是可靠又有效的法門。

先不要理會這些令人困惑的英文縮寫名稱，重點是它們都是經過學習便可以自己使用的療癒法則。TFT、EFT、TAT的基礎課程大約都是2—3天，便可以了解簡單的使用法則。LCT則因為是一個周延的療癒系統，不是單一方法，所以學習時間是15天，在一年裡分成幾個階段完成。但想要體會任何方法的精妙之處，則得要透過不斷練習、摸索，才能夠得心應手。

我想以下面這個案例說明日常治療工作裡使用能量心理學的情形。

個案故事

三分鐘心理魔術

愛瑪坐下來時，面有慍色。她方才在家中和男友爭執，一路走過來，氣還未消。

她說這星期過得不好，兩人常因細故吵架，男友生氣時會故意不理她好幾天來懲罰她，兩人陷入冷戰。每次都是她先受不了，委屈求和。

我請她回想剛剛發生的事，體會究竟是什麼讓她如此憤怒。

愛瑪想了一陣之後說，她說的話沒受到尊重，要求的事常遭到忽視。男友吃葷，她吃素，她要他做飯時把鍋鏟等器皿分開，不要炒了肉又去拌蔬菜，但是他常故意忘記，說著說著她氣又上來了！我抓緊機會和她工作，進行TFT。

我請愛瑪給自己打分數，看有多生氣：0表示沒有情緒，10表示情緒到頂點。她毫不猶豫

的說是10。她快氣爆了！（註7）

我請她感覺高漲的情緒，同時覺察身體對情緒的反應，她的胃這時咕嚕咕嚕響起來。同時，我開始使用TFT，依序輕敲她一組平撫創傷和憤怒的穴位，兩分鐘之後，她的憤怒蕩然無存，情緒指數降到0。

「而且是在你敲打我小拇指的時候，突然就洩氣了。」愛瑪興奮的說，「好像在變魔術喔！」

有意思的是，小拇指的穴位通心脈，針對的情緒正好是憤怒。為了測試結果，我請她回頭去想剛剛的爭執，看看憤怒的情緒是否再度復甦，她試了幾次都說真的沒有了，再怎麼努力都無法讓憤怒再度出現。

接下來，我們繼續探討她的行為模式，愛瑪發現自己的態度總是在過度討好與極度驕傲兩極之間擺盪，無法找到中庸之道。過度討好導致她無法如實說出自己的要求；極度驕傲使她很容易受冒犯，覺得別人是在批評她。

於是，我轉換成以TAT與她工作。在過程裡，愛瑪想起小時候母親也是如此，總是不顧一切的付出，然後突然感到受傷、受到忽視，因此頹喪不已，最後，母親以自殺向世界道別。我們療癒了這個行為模式的創傷根源，時間剛好到了。

這是一次典型的能量心理治療。

像這樣的「魔術」，經常出現在我的工作室。能量心理學的許多方法，譬如TFT、TAT、或是EFT，都可以迅速排解情緒，當事人不需要陳述太多。

情緒如同天上的烏雲蔽日。透過穴位的刺激，釋放了情緒，籠罩的雲層散開，天光乍現。這時候，一個人對於原來的困擾事件自然產生不同的回應，起先看似無解的困境出現一線希望。

它的效果如此迅速，有時感覺真像魔術師將亂七八糟的毛線球收進帽子裡，接著，咻一聲，取出一朵鮮花，或者，放出一隻鴿子。

當然，也並非都如此輕易。有些問題層面擴延深廣，需要多次的治療工作，甚至需要教導當事人在兩次諮商之間持續為自己進行治療，才能穩固療癒的效果。

療癒情緒和創傷很快速，但是要將療癒的結果與生活整合，通常需要更長時間的烘培，以及自我覺察的訓練。

註1：參考佛瑞德．蓋尤（Fred P. Gallo）所著之《能量心理學》（*Energy Psychology*），p.13-15。

註2：《心理分析的能量心理治療》，p.4。

註3：同前，p.33。

註4：《生命能量》，p.5。

註5：同前，p.117。

註6：Advanced Integrative Therapy，簡稱 AIT，原名為 Seemorg Matrix。www.aitherapy.org

註7：在進行治療之前，我會設法取得個案對事件的困擾程度，也就是 SUD（subjective units of distress）。一般以 0—10為基準，指數愈高表示困擾愈激烈。當治療產生效果時，困擾指數理應迅速下降至1或者0。治療之後再度詢問 SUD，可比對個案治療前後的進展。

思維場療法——TFT

瑪麗的恐水症

思維場療法的故事是這麼開始的：一九八一年，美國加州一位臨床心理醫師卡拉漢博士正在他的診所和一位個案工作。這個名字叫瑪麗．福特的個案，長年罹患嚴重的恐水症。瑪麗的恐水症有多糟呢？她無法靠近水，害怕洗澡，下雨天不能出門，連在電視上看到河流或海洋的畫面都叫她難受。卡拉漢當時是治療恐懼症專家，他使出渾身解數，與她的病況纏鬥了十八個月，但瑪麗的進步還是差強人意。老實說，要稱之為進步都算勉強。經過長久的心理治療，瑪麗現在「忍受痛楚」的能力增強了，她如今可以強忍恐懼，迫使自己靠近水一點點。傳統的心理治療顯然無法幫助瑪麗，卡拉漢開始尋求另類療法，研究中醫的經絡學和肌肉測試，想要找出其他可能性。

一天，瑪麗表示她對水的恐懼呈現在胃部，卡拉漢想起眼睛下方的穴位剛好是胃經通過的地方，於是，他要瑪麗一邊想著她對水的恐懼，一邊敲打眼睛下方的穴位。

這時候，他們正坐在屋外，離游泳池不遠的地方。經過幾秒鐘的敲打，瑪麗突然跳起來嚷著：「不見了！不見了！」她跑向游泳池，這個平時她得費盡力氣才能勉強靠近的地方。這時，卡拉漢在後面緊張的追著她跑，瑪麗邊跑邊回頭喊：「不用擔心，卡拉漢醫生，我知道我還不會游泳！」

瑪麗多年來對水的恐懼不見了。幾十年來折騰她的恐水症，在幾十秒鐘的敲打當中，驟然消失。

當天晚上，暴風雨來襲。平日，這樣的天氣會令瑪麗陷入恐慌。可是，這一天，瑪麗沒有躲在棉被裡啃指甲，相反的，她開車到海邊，走出車子，一直走到浪花高捲的海邊看暴風雨。她發現自己竟然沒有半點焦慮，恐水症真的永遠離開她了。

這個奇蹟般的轉變讓卡拉漢喜出望外，卡拉漢知道他見證了極重要的治療轉捩點。後來，經由無數的臨床實驗，他發現當一個人去想像或經驗一個令他困擾的問題時，他事實上正微調到一個「思維場」（thought field）。而且，這困擾他的想法，也教思維場出現紊亂訊息，導致能量的流動中斷。在此前提之下，他認為所有的負面情緒，都是起源於思維場中的訊息被擾亂；因為能量受到阻礙無法流通，所以導致負面情緒。

卡拉漢發現，如果這時敲打正確的穴位順序，就能瓦解這組紊亂訊息，使能量恢復流暢，而原先依附於這訊息的情緒也會同時消失。當事人仍會保有對那事件的記憶，但回憶起它時，不會再有情緒困擾。

接下來的幾年，卡拉漢持續在臨床上研發「思維場療法」。為了找到對每個當事人最有效的治療方式，他發展出一套診斷系統（causal diagnosis），使用肌肉測試來決定所使用的穴位以及敲打的順序。在這個過程當中，卡拉漢逐漸注意到，相同的一組穴位順序常出現在對某些特定問題的診斷上，於是，他進一步歸納出「序列法則」（Algorism）。

對於一般想要自己嘗試TFT的人，「序列法則」是輕鬆入門的方法。譬如說，想要釋放「焦慮」的人，可以試試在想著焦慮事件時敲打這個序列：眼睛下方，腋下，鎖骨下方。想處理一個創傷事件的困擾，則依序敲打：眉毛開端，眼睛下方，腋下，鎖骨下方。

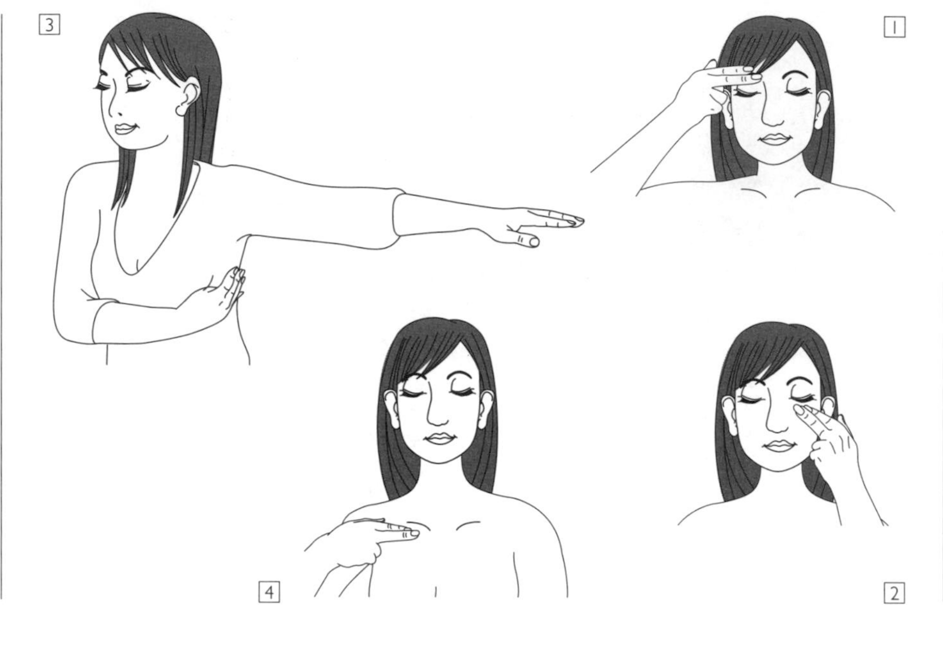

調諧思維場

一個人接受TFT治療時，成功的關鍵在於治療師是否能夠引導個案再次重現與問題相關的「思維場」。在這思維場裡，圍繞著問題的想法、情緒、自我對話、聲音和畫面等元素可能會交互呈現。

當事人不需要使勁回想，或者花數小時談論小時候的受虐經驗，也不需要努力去了解事情為什麼發生、該如何面對，更不需要忍耐與這創傷「共存」。他只需要專注於與事件相關的情緒幾分鐘，依序輕敲幾個穴位，就能瓦解困擾他的情緒。

譬如前文「三分鐘心理魔術」裡我所提的個案愛瑪。經由引導，她所呈現的思維場是由許多成分構成的：憤怒（情緒），胃緊縮（身體感知），男友和自己吵架說的話（聽覺），爭執發生在廚房的畫面（視覺），「他一點都不在意我的感受」（想法）等等。在愛瑪呈現這個思維場的同時，我敲打她的一組穴位，於是她上述的所有症狀都一起消失了。

假設經過敲打，上述的某些層面還在困擾她，那麼，我們必須根據剩餘的困擾，繼續輕敲穴位，直到所有上述層面都獲得平衡，而且當愛瑪回想這件事的時候不再感到困擾。

執行TFT時，談話的時間很短。一般在當事人敘述了困擾之後，請他評估困擾的程度（SUD 0～10），便開始進行穴位輕敲。

執行的基本方式分成三部分：

第一部分是依序敲打針對問題的特定穴位。

第二部分是要一邊拍打手背上的三焦經（在小拇指和無名指之間的手背上，見圖），同時大幅度轉動眼睛，順時鐘轉一圈再逆時鐘轉一圈。然後，數數（通常我要求個案從1數到5），唱歌（譬如唱「生日快樂」，兩小節），再數數。

第三部分通常和第一部分為重複的順序。

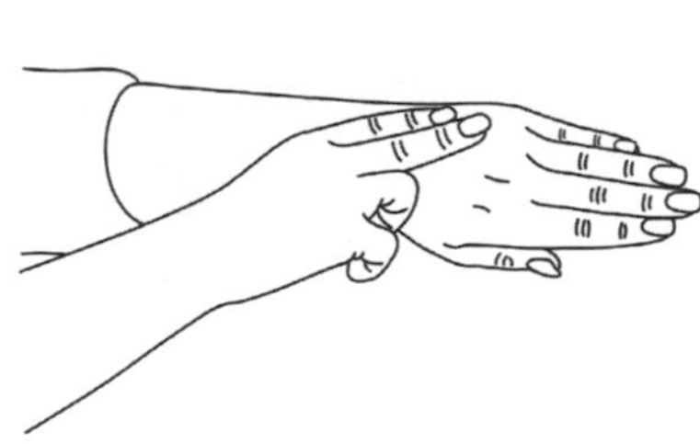

依序敲打特定穴位是為了重整能量場裡混亂的訊息，使訊息場恢復秩序。

當我們數數和唱歌時，則快速平衡了左右腦的功能；而大幅轉動眼睛讓我們得以活化頭腦的每個部位；不斷敲打著手背三焦經的穴位，則持續更新身體經絡存檔的訊息。

做完上述步驟之後，請當事人再度觀想問題，看看對問題的困擾有沒有下降，通常這時候困擾指數會明顯的下降，於是重複上述步驟，直到困擾降到1或者0。若是困擾程度上沒有太大變化，則可能所使用的序列不正確，或穴位需要更動。這時候，調整之後再回頭重新進行所有步驟。

傳統心理學界的反彈

TFT的效果是傳統心理醫學無法想像的。由於受到實際成功案例的鼓舞，卡拉漢大膽宣稱他可以「治癒」（cure）病人，並且讓症狀「消失」（eliminate）。這個說法導致學界的批評，心理協會不僅告誡、甚至吊銷他的營業執照。

因為傳統心理治療基本上認定，心理治療的功效主要在協助病人和自己的毛病相處，學習接納問題，就像瑪麗，經過一年半的治療，能夠「克制」恐懼而接近水。「治癒」或者「讓病症消失」這樣的詞彙是不為專業心理治療認可的，那是危險狂妄的詞彙。這是卡拉漢遭到群起撻伐之故。

在我自己的經驗當中，只要對症下藥，使用正確的穴位和敲打順序，TFT的療效的確相當驚人。我們可以在短短數分鐘把一個嚴重困擾個案的創傷，轉化為不再引起任何情緒反應的歷史事件。

一般人的認知行為的產生是經由創傷／困擾而浮現相關的情緒反應，再經由這組情緒導致認知行為，然後，這個行為又回過頭來繼續強化創傷的印象，如此周而復始，形成一個牢不可破的循環。

TFT卻能夠藉由敲打穴位，干預這個惡性循環，成功截斷「困擾事件——情緒——認知行為」這個連鎖效應。因為隨著事件所浮現的負面情緒在敲打之下消失了，系統不再回收，也不再支持舊有的認知行為，於是能量系統得以重新統整，新的認知和行為於焉而生。透過這樣的方式來工作，症狀消失的確是可以立即達到的目標。

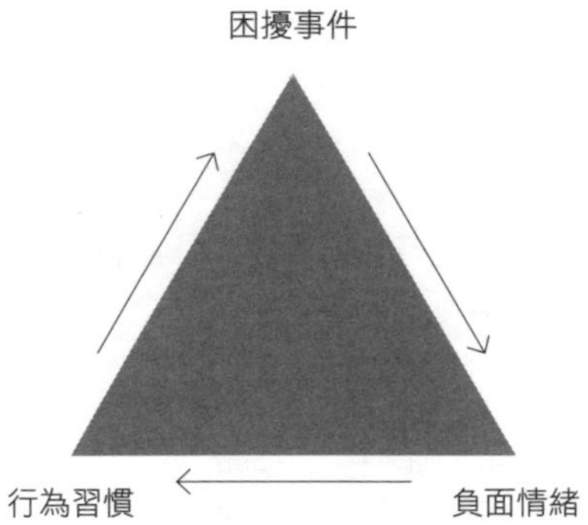

卡拉漢一點也不狂妄。

困擾事件
負面情緒
行為習慣

個案故事

恐蛇症

有次，我在朋友家裡聚會。好友阿秀提起她的恐蛇症。為了了解她的恐蛇症到達什麼地步，我就地拿來朋友小孩的玩具蛇。那條蛇是塑膠製品，是條顏色燦爛長相可愛的蛇。結果，阿秀只用眼角瞄了一眼，就跳上椅子一直尖叫，並恐嚇我不得靠近。雖然，理性上知道那不是真蛇，並沒有降低她的恐懼。

我問阿秀想不想治好她對蛇的恐懼，她用快哭出來的聲音說：「這怎麼可能？」因為怕蛇，阿秀很少去郊外玩，生活有許多限制。

為了要激發阿秀對蛇的思維場，我把蛇放在桌旁她可以看到的地方，然後開始使用TFT，依序敲打她身上一組治療恐懼症的穴位。十分鐘後，阿秀閉著眼睛，但是允許我把蛇放在她膝蓋上，雖然她表情仍然很痛苦。又過了五分鐘，她拿起那蛇，瞪著它，說：「好像也沒那麼大不了的嘛！」後來，她去上廁所時，在地上踩到一條布作的玩具蛇，還把它撿起來把玩。

阿秀很驚訝，她四十年的恐蛇症竟然這樣消失了。我知道就算她不會因此喜歡蛇，也絕不會再因為見到蛇而驚慌過度。

這是個典型的TFT治療恐懼症的案例。對於阿秀，我不需要知道她的恐蛇症的來龍去脈，但是我先平復她小時候住在鄉下遭蛇驚嚇的多次創傷，然後針對她對蛇此刻的非理性反應工作，瓦解這個認知行為與情緒的循環。

註：想進一步了解TFT，可至卡拉漢的網站，http://www.rogercallahan.com，著作《敲醒心靈的力量》（*Tapping The Healer Within*，心靈工坊出版）

情緒釋放的技巧——EFT

穴位順序真的那麼重要嗎？EFT的創始人蓋瑞・奎格（Gary Craig）不以為然。蓋瑞曾是卡拉漢的學生，受訓到TFT最高階段的聲音技巧（Voice Technique）。然而，他決定化繁為簡，把TFT的序列說拋出窗外，另闢蹊徑。

奎格想，不管什麼問題，把十二經絡所有的穴位統統敲打一遍就是了，反正刺激多餘的穴位並不會造成傷害。他把穴位輕敲的程序標準化，使用者不再需要默記不同症狀所需的特定穴位與順序，如此一來，他創造出十分平民化、簡單易學的「情緒釋放的技巧」（Emotional Freedom Technique）簡稱EFT。

奎格的背景與卡拉漢大不同。他不曾接受傳統心理諮商訓練，卻擁有工程師資歷，而且是神經語言學（Neuro-linguistic programming, NLP）教練。這個淵源使他不按牌理出牌，他引進語言來配合穴位敲打，讓EFT的使用變得很活潑。這和TFT把注意力放在對問題的思維場、沉默的進行敲打大為不同。

我發現，當說出一個字句的同時，如果刺激能量系統，則這字句的力量便會驟然增強數倍，遠超過它單獨使用的效果。似乎是語言加上穴位刺激，這個組合產生了某種新的能量頻率，能夠迅速轉化、調節身心系統。

蓋瑞把對問題的陳述分成兩部分，第一部分形容自己此刻對問題的觀感，第二部分則是對自己無條件的接納與肯定。所以，在進行穴位敲打的同時，原來附著於問題的情緒敏感度降低了，同時，透過語言的陳述，重新建構了當事人對於問題的認知。當事人最後雖然保有對事件的記憶，可是，情緒困擾蕩然無存。

在一邊敲打穴位，一邊聽見自己對問題的陳述的時候，我們通常會感覺荒謬；於是，經過數回的反覆敲打後，原先對問題無比真實的執著，很自然便迅速降低。

舉重若輕的語言重組

EFT的藝術有一大部分來自對語言的靈活運用和掌握。我曾經在奎格的工作坊觀察他的工作方式。

奎格的態度十分輕鬆可親，再嚴重的問題，經由他技巧的挑選字眼造句，把問題裝入新的框架，突然讓人覺得沒什麼大不了的。這舉重若輕的本事很令我佩服，就這一點，他不愧是神經語言學的大師。

我記得在個案示範的時候，有個女士說她罹患「血小板增多症」，血液容易凝結。針對這個棘手的身體病例，奎格的處理方法是很「詩意」的。

怎麼說呢？奎格把「血液容易凝結」這個事實，看成是一個「隱喻」：這個人害怕孤單，於是血小板們都不願單獨存在，而想盡辦法擠在一起取暖，這黏膩的行為導致血液黏稠的現象。

他使用的陳述句為：「雖然我的血小板都害怕孤單而聚在一起，我還是全然的愛我自己，並且接受我自己。」

就這樣，奎格四兩撥千斤，把一個醫學上束手無策、只能勉強控制的病症，轉化為情緒現象來處理。

高明的治療是一門藝術，排比和隱喻亦是治療的處方。

這個句子顯然直擊女子的內心痛處，讓她情緒突然失控落淚。相當程度上，害怕孤單何嘗不是宇宙性的現象呢？

要讓EFT產生持久的療效，必須要能夠涵蓋與問題相關的所有層面。因為任何一個層面，都可以再度引發一個人對事件的困擾。有經驗的EFT治療師通常能夠協助當事人辨識這些不同的層面。

學習容易，收費合理，加上奎格鼓勵所有治療師持續實驗，開展EFT的新用途，使得EFT成為所有能量心理學方法當中，繁衍最迅速的一個方法。他甚至在EFT的官網讓人觀看他治療的經過，並且讓想嘗試EFT的人免費下載使用法則（註1）。

EFT的基本法則

EFT的施行包括穴位的敲打，以及對於問題的陳述這兩個部分，簡易的工作程序如下：

首先，在開始進行療癒時，先拍打手掌側面（karate shop，空手道的掌刀，見圖）。在做這個動作的同時跟自己說：「雖然我（陳述目前的問題），我仍然深刻的全然的接受和愛我自己。」重複陳述這個句子三次，這會幫助你矯正輕微的能量「逆轉」的情形，更容易接收能量治療。

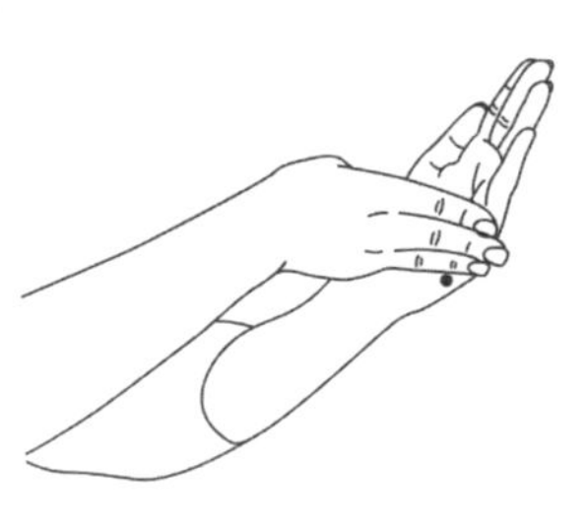

擷取上述陳述句第一部分關於問題的陳述。重複這個句子。譬如「我對於要上台報告感到很害怕」或是「這個背痛」，同時以手指依序敲打以下幾個個穴位（見圖）：

- 頭頂（敲打一圈）
- 眉毛開端（膀胱經）
- 眼睛旁側（膽經）
- 眼睛下方眼袋處（胃經）
- 鼻子下方正中（督脈）
- 嘴唇下方正中（任脈）
- 鎖骨開端下方一吋（腎經）
- 腋下（脾經）

然後，審視原先的議題，看困擾程度有沒有下降，有時候，原本隱藏的其他情緒會在這過程逐漸浮現。

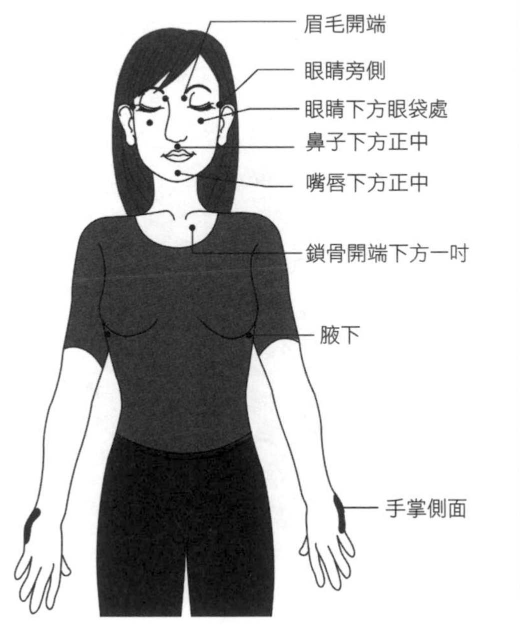

譬如，你原本處理的問題是上台報告的焦慮，但接下來覺察到自己真正害怕的其實是別人的評論，擔心自己不夠好；而且這個感覺來自於小時候，無論自己說什麼總是遭到父親批評否定。於是你繼續針對這些陸續浮現的議題來工作，更換陳述句，直到所

有問題引發的情緒指數都下降到1或0。

和TFT一樣，當事人並不需要再度沉溺於創傷的細節來施行EFT，只需要專注於所陳述的句子和其相關的感覺，便可以達到釋放效果。在極端情緒化的時候，甚至可以先省略陳述的句子，只要專注於困擾事件引起的情緒，敲打穴位即可。

這幾年來，EFT的治療師相繼發展出許多極富創意的療法，有的矯正視力，有的接納豐盛，還有許多人使用它來增加當事人面對問題的資源（resources）。這許多可喜的演化，都收編在《情緒釋放的技巧二三事》（*EFT & Beyond*）一書裡。

簡易的情緒調理技巧——SET

來自澳洲的醫生大衛・雷克（David Lake）和心理學家史蒂夫・威爾斯（Steve Wells）在使用EFT多年之後，簡化了EFT的程序，發展出一個更簡易的能量調理技巧，稱為SET（Simple Energy Technique，註2）

SET的靈感來自拉瑞・尼姆斯（Larry Nims）的BSFF穴位敲打（註3）。大衛看到尼姆斯在工作時，教個案以拇指去刺激同一手的無名指和小指的穴位時，他決定如法炮製。然而，大衛比尼姆斯醫生走得更遠一點，他開始鼓勵個案在諮商時，不斷以拇指輕敲同一隻手的每一根手指指尖的穴位，甚至鼓勵個案在兩次諮商之間的空檔，只要感到需要便可以自己刺激手指的穴位。

除了無名指之外，這些指尖的穴位本來就是EFT最早的敲打程序的一部分。而無名指的穴位則剛好取代了TFT手背上三焦經的位置。SET揚棄EFT所使用的基本陳述句。雷克認為，穴位和經脈彼此四通八達，何必計較敲打哪個穴位，刺激哪個經脈。如果情況許可，你甚至可以敲打臉部和身體的穴位。如果有哪個穴位特別引起你的注意，就反覆敲打；若是覺得哪個敲打程序對你來說很自然，便多做幾次。你可以進行自己的小小實驗，看哪個穴位或程序創造出最佳效果。如果不確定，那就把所知的穴位統統敲幾遍也無妨。總之，SET強調多做不會錯，穴位刺激以量取勝。

史蒂夫和大衛分別以SET進行臨床實驗，結果達到一致的結論。他們發現這個簡易的情緒調理方法不僅效果卓越，而且可以在公眾場合不動聲色的進行，輕易便融入每個人的日常生活當中。他們深信持續且大量的刺激穴位，能夠調節固著於身體的負面訊息模式。

個案故事

離家的焦慮

我曾以EFT和年輕的馬蓮工作。她高中剛畢業，必須離家到另一個城市上大學。對於這件事她的焦慮到達極點，一想到就哭。眼看著開學的時間快到了，她更加慌張失措。一開始，我使用的陳述是：「雖然我想到要離開家就十分焦慮（第一部分），我還是全然的接納和愛我自己（第二部分）。」

在過程中，馬蓮過去離家的記憶漸次浮現。最早的一次是小學時候跟學校出去旅行，第一次離開媽媽在外面過夜的她，哭得肝腸寸斷，她感到十分難堪，覺得別人可以輕易做到的事，她卻做不到，好像她是有缺陷似的的，感到很羞慚。接著是初中時轉學到陌生的學校，舉目無親，孤單失落，最後還因為適應不良而退學。總之，只要離開自己熟悉的環境，她就會很沒有安全感。因此我們先平衡這些過往的創傷事件，然後開始進行對這些經驗的語言重組（reframing）。我請馬蓮想著這些不愉快的往事，一邊敲打穴位，一邊說：「雖然我曾經因為到陌生的環境，感到很失落，但是這次會不同。」「雖然我對自己無法離開媽媽，感到很羞愧，我還是全然的接受和愛我自己。」

經過數次的敲打，這些過往都不再困擾她之後，我開始輸入新的資源給她。

我問馬蓮，她有沒有和朋友單獨出去，很快樂而且不想家的經驗。她說有過一次，和好朋友到鄉下玩了三天，她完全ｏｋ，一點也沒有離家的焦慮。所以，我使用她自己現有的資源，來強化她的自信：「雖然我很擔心自己無法適應新的學校，我選擇就像是那次和朋友在鄉下那樣，放鬆自在的享受新環境。」

由於馬蓮相當害羞、內向，我們接下來還處理了她對於交往新朋友的焦慮與自信心的問題。

工作四次之後，馬蓮跟我道別，離開倫敦，去另一個城市上大學。臨行前，我叮囑她每次焦慮一出現，便立刻做ＥＦＴ。第一個星期，她雖然緊張，但是很快便如願交到新朋友。第二學期，她和幾個新朋友搬出學校宿舍，另外租房。我最後一次接到她的消息是，她正和朋友在土耳其自助旅行……。

除了能夠快速釋放情緒，EFT對於減低疼痛也很見效。

個案故事

減輕身體疼痛

蘇珊因為皰疹困擾了兩年來找我協助。背部的皰疹有個尖銳的痛點讓她抓狂，持續的痛教她十分沮喪。她嘗試了各種療法皆不見效。更糟的是，她因為藥物過敏，無法服用止痛藥。她說她已經沒轍了，眼淚從她的眼角滲出來。

我說壓力是導致皰疹的主要來源。蘇珊點頭，說皰疹發生的時間點和她得知丈夫癌症復發的時間重疊。

經過評估，她的沮喪量表高達9，疼痛也高達9。

我一請她回想得知丈夫癌症復發的那個時候，她的壓力馬上衝破頂點。

我先使用EFT釋放她的沮喪和絕望。敲打一回之後她的沮喪程度下降到6，然後靜止不動，不再下降。

我知道心理逆轉正在阻礙療癒的進展。而且，從她常年求醫無效來看，這逆轉可能呈現在好幾個層次。於是我教蘇珊做卡拉漢的「鎖骨呼吸法」來矯正這個情形（請參考頁191〈當治療不起作用〉）。進行鎖骨呼吸法之後，我們回頭繼續處理她的沮喪。才敲打一回合，她說沮喪已經蕩然無存，困擾指數降到0。

我們繼續處理蘇珊得知丈夫癌症復發當時所承受的壓力。凡是指數停止下降時，便使用鎖骨呼吸法調節能量逆轉情形。那個持續帶給她壓力的事件，經過十分鐘的敲打，指數由10降到1。

接著，我們開始針對她背部的疼痛做EFT。我使用的陳述句為：「雖然我現在非常疼痛，我還是全然接受和愛我自己。」

進行兩回合的EFT之後，她的疼痛指數由9下降到3。蘇珊感到不可思議，她雖然還是痛，但是那痛感已經不像方才那麼尖銳。

我們繼續修正陳述句來反應她的現況：「雖然我還是有一點痛，我仍然全然接受和愛我自己。」

這回敲打結束時，蘇珊說她背部幾乎完全不痛了，痛的指數降到1。雖然知道皰疹仍在那裡，卻不再困擾她。

我教蘇珊回家自己使用EFT來控制調節她的疼痛。

EFT的最大好處在於，諮商的時候可以很快速把這個方法介紹給當事人使用，一方面賦予他們自我療癒的能力，一方面可以持續降低他們對問題的焦慮、無助感。

EFT和TFT的異同

雖然EFT是由TFT演化而來，然而這兩者的工作原理其實有些差異，手法也相當不同。

EFT的治療師總是強調每次工作時都必須集中於問題的某個層面（aspect）。蓋瑞．奎格以樹木和森林來比喻：如果一個人企圖拿斧頭砍掉整個森林，很難成功；然而，如果每次斧頭只對準一棵樹，則他必然會得到穩定的進展。一般來說，當幾株主要的樹砍除之後，效果會擴及整座森林。使用EFT治療時，的確必須不斷注意是否已經處理了問題的所有層面。

相對之下，TFT並不強調針對「層面」來工作，它強調的是調諧思維場。不論是使用序列法則，或者診斷法則，TFT的效力來自於它能夠相當精確的解碼（decode）能量場裡紊亂的訊息，使困擾快速消解。一旦當事人能夠調諧自己（tuning）進入問題的思維場，而且敲打正確序列的穴位，TFT能夠全面轉化在敲打過程中，所浮現問題的諸多層面，不論那是想法、情緒、或畫面，因此是個相當簡潔的治療手法。

從另一個方面來看。進行TFT時，我們不需要太多語言，然而靈活運用語言、與個案產生融洽互動則是EFT的優勢。因為拋下了TFT的序列法則，EFT反倒另闢蹊徑。它充分運用語言的力量，結合ＮＬＰ的效力，快速建構新的認知行為。語言不僅拿來陳述問題、重構問題，也拿來安裝（install）正面的想法，如前述的個案馬蓮的故事便是如此。因此，在有經驗的治療師帶領之下，進行ＥＦＴ時可以很好玩、很幽默。

註1：ＥＦＴ官方網站：http://www.emofree.com 有許多資訊和教學影帶，也有ＥＦＴ的基本執行方法。

註2：參考史蒂夫・威爾斯、大衛・雷克合著之《享受情緒釋放的自由》（*Enjoy Emotional Freedom*），〈Simple Energy Technique〉（SET）。他們的相關著作及課程，可上網站查詢：http://www.eftdownunder.com/

註3：ＢＳＦＦ是拉瑞・尼姆斯所創的方法。它把治療焦點放在去除存放在潛意識的負面想法及情緒根源，因為尼姆斯相信是這些不自覺的想法在主導我們的經驗、表達及行為，官網：www.besetfree.com

塔帕思穴位指壓療法——TAT

TAT是個感覺溫和然而效果強大的方法，也是我自己最經常使用的。因為它在轉化大多數問題和想法時輕易、周全又有效率，並且它可以很含蓄的進行，不驚動任何人就把困擾的問題或情緒化解。TAT是Tapas Acupressure Technique的縮寫，研創出這方法的是塔帕思．弗萊明。

塔帕思原本是個在加州行醫的針灸醫師，在發明TAT之前，已經使用NAET（一種治療過敏的穴位指壓療法）在處理一般的過敏病症。雖然NAET好用，但是塔帕思還是覺得它麻煩、不經濟、治療過程太冗長。譬如治療一個人對「大麥」的過敏，她必須治療這人對大麥加牛奶的反應，接著是大麥加牛奶加熱，然後可能是大麥加牛奶加熱加糖……依此類推；每次診療，僅能增加這個人對於過敏原的一點點忍受度。

有一天午睡時，塔帕思半夢半醒之間突然有了靈感，她想起上中醫課時，老師說眉頭下方兩個膀胱經的穴位（睛明穴），所有的經脈都經由這裡，進入腦部。她想，如果讓患者在想著過敏原的時候把手放在這兩個穴位，不知結果會如何？

午后的第一位患者走進診療室，塔帕思嘗試這個新方法，竟然奏效，一次便解決了原本需要無數次的診療。

有個女患者原本是對鹽巴過敏，當塔帕思以這個新療法治癒她的過敏症之後，這患者發現原本一直困擾她的小時候性侵的經驗也意外的療癒了，而為了處理這創傷她已經看了二十多年的心理醫生。她說，小時候每次遭到性侵之後，都會得到一包洋芋片，當然，洋芋片裡總是摻和大量鹽巴。如今，當她回想這事件時，不再帶有任何情緒，它只是一個記憶。

這個案例讓塔帕思看見TAT的潛力。她發現，不只是過敏原，就連造成過敏的原始創傷似乎也可以一併得到療癒。

為了探索這個可能性，塔帕思開始上網連結一群創傷專家（traumatologist），分享她的發現。這些專家們紛紛提出建議，於是除了一開始按觸穴位的姿勢，TAT也逐漸加入一些陳述的步驟與意圖。

執行TAT

TAT療法是由三個基本要素構成的：意圖、姿勢和步驟。

意圖，指的是你意圖療癒的事，你企圖抵達的地方。

TAT的姿勢是一手在前，以拇指和無名指尖放在眉心下方鼻樑兩端的睛明穴，中指指尖則觸碰前額中央（在兩眉之間上方），俗稱「第三眼」的位置。另一手在後腦勺，手掌攤開平握枕骨，拇指放在髮線上端。其實就算不使用任何陳述句，這個姿勢本身便能立即紓解情緒，穩定心情（見圖）。

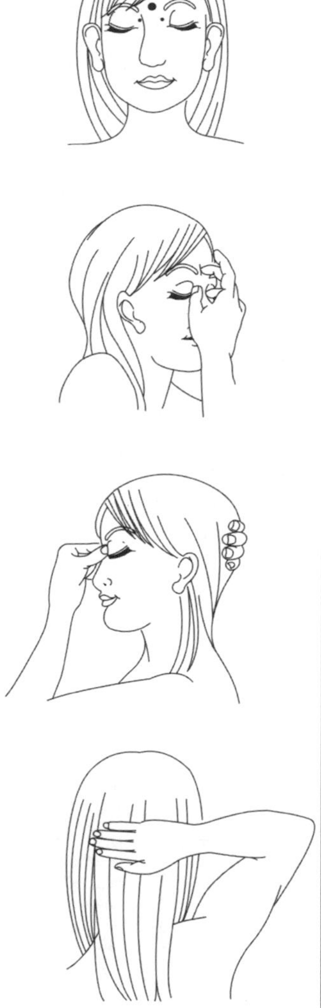

TAT總共由九個步驟組成：第一和第二步驟陳述對事件的正反「觀點」，第三步驟是事件存檔的「地方」，第四步驟是問題的「起源」，第五步驟是「寬恕」——這個步驟又分成四個子步驟，處理寬恕的不同層面，第六步驟是曾經涉及問題，或從問題得到好處的自己的所有「部分」（parts），第七步驟是療癒問題「剩餘」的層面，第八步驟是對問題所「選擇」的正向的結果，最後，第九步驟是接受和統整療癒。

執行TAT之時，你必須先設定意圖，然後擺出TAT姿勢，把焦點放在個別的陳述句，跟著步驟走（註1）。

TAT如何起作用？

TAT究竟是如何起作用的？塔帕思的解釋是，它藉由雙手扶持頭部的姿勢刺激視覺神經區，促使我們轉化執著的觀點，汰換老舊的資訊。同時，這姿勢似乎也增強我們腦部細胞接受光的能力，而光又是細胞之間傳遞資訊的主要媒介，正因為如此，我們能夠從許多層次上清除創傷在身心系統存放的檔案。

事實上，基因的啟動或關閉和我們對環境的認知有很大的關聯。微生物細胞學家布魯斯·立普頓發現，如果我們視這個世界為「充滿危險的地方」，那我們所選擇啟動的基因，與我們認為「我總是受到老天的眷顧」會有很大的不同。前者會啟動基因來支持生存戒備奮鬥，後者則啟動基因來支持修養生息創造。因此，認知才是導致健康或疾病的基本要件。而TAT所做的事正是在改變我們的認知。從中醫的觀點來看，人體的臟腑各司其職。肝臟的功能相當於是人體的司令，而心則是守護精氣的城堡。當我們受到創傷時，身體以為自己遭受攻擊，於是精氣散逸，逃離城堡。

TAT的姿勢裡手指放置的睛明穴與肝臟有密切關聯。當我們進入TAT的姿勢，轉變對問題的認知時，等於通報肝臟這個總司令，戰事已了。於是總司令下達指令，讓所有處於備戰狀態的部隊們都可以返鄉休息，而心這座城堡也重獲安寧，逃逸的精氣得以回返安歇。身心都得平靜。

除此之外，手部在枕骨所持放的位置，正好是印度瑜珈傳統裡所說的medulla oblongata，也就是前世記憶存放的地方，而另一隻手置放在前額的位置則包括「第三眼」，這前後兩手能量的對流，使得前世的印象得以浮現並且得到療癒。據此，塔帕思認為我們不僅可以療癒個人的問題，也可以療癒導致問題的根源，不論那是來自個人的前世或家族的淵源。TAT的步驟當中，有個陳述句是「關於這個問題，所有的起源都得到療癒了。」便是由此而來。

而且，我們雙手放置的位置也正好是瑜珈傳統裡的第六脈輪。這個脈輪的開啟，據說能夠幫助我們解放二元對立的觀點，獲得精神上的自由。TAT的第一與第二個陳述句意圖達到的便是這個效果。

改變你和問題之間的關係

塔帕思認為，導致我們困擾的狀況，通常和某個信念或觀點捆綁在一起，我們經常是一邊抗拒著它，一邊卻又深陷其中。而TAT的第一步驟，便是要我們去面對現在的處境和觀點，第二步驟則要我們去觀想相對的可能處境和觀點。

透過這樣的觀想，TAT讓我們得以從二元對立的觀點解放出來，重獲自由。它真正改變的其實是你和你的「問題」之間的關係。

譬如，你因為過往的不愉快經驗，認定和人交往是一件吃力不討好的事，於是你過著十分孤單、沒有什麼朋友的生活。這時，步驟一便可以直接陳述你目前的心態：「與人交往很累，吃力不討好。」而步驟二，便是觀想這個心態的對立面：「與人交往是輕鬆愉快的。」如此一來，並不是以步驟二的正向觀點去取代步驟一的負面觀點，而是把距離拉開拉遠，去觀想另一種可能的狀態。當你的包容力變得寬廣之後，便可以接納在這正反兩極之間的一切可能。因此，不論你面對什麼情況，都能採取最適當的回應方式，不必再膠著於某種印象所導致的慣性回應。所以，與人交往有時候的確會是負擔，當對方的興趣或價值觀與你有許多衝突時，你想要敬而遠之；然而也有些人會帶給你溫馨歡樂，讓你可以分享人生許多趣事，這時候的交往便自然輕鬆。做了TAT之後，你不會帶著焦慮去拒絕朋友或接受朋友，而是自由的選擇要交往的對象。

塔帕思說：「人是靠資訊來運作的。我把資訊看成是人的心理、情感和身體的統領法則。當我們所依恃的資訊是『我不夠好』，生理和情緒的實際運作都會和那念頭趨於一致。當我們改變那念頭，身心會隨之調整；不僅如此，我們週遭的世界也會立即改觀。」（註2）

一般而言，進行TAT療癒之後，人會感覺輕盈平靜，甚至看來容光煥發，好像光子分泌的數量倍增。我有個第一次接受TAT治療的個案這麼形容他腦中出現的奇特感受：「好像有人把家具不斷搬出去，原來擁擠的家突然變大了」。

TAT與靈性進化

除了釋放創傷、變更信念，TAT還能夠作為靈性上進化的工具。曾有幾次，我在使用TAT進行療癒時，看到當事人以令人意外的方式「頓悟」，甚至轉化整個生命情境。

個案故事

被石灰覆蓋的人生風景

我們有時候會為一個念頭困住。在這個念頭之下，一切看起來都變本加厲的無望。那種念頭像是一種很厚的石灰，覆蓋所有的事物，讓你看不到生機。

喬治最近就是被這樣的絕望的石灰蓋住。他滔滔不絕抱怨著對「沒有情感關係」所感到的孤獨、挫折及悔恨。五十三歲的他深刻感到時不我予的焦慮，認為在這個年紀的自己，條件不好又欠缺經驗，很難吸引心儀的女子，諸多遭受拒絕的經驗導致他延伸出「只要我一表示興趣，對方就會退避三舍」的負面印象。

我從「一切都太遲了」這個信念著手。

步驟一是請喬治進入TAT姿勢去觀想「一切都太遲了！」這個想法。

來到步驟二時，我問喬治要如何把第一個陳述句顛倒過來，他想了一回，說：「我很高興我還活著，去經驗在這裡所有的挑戰！」

才一進入TAT姿勢去觀想這個念頭，喬治的臉部線條放鬆了，不只如此，他開始不可遏抑的大笑。這個新的念頭像是歡樂的水滴，落入心湖，漣漪蕩開來。笑聲彈開了覆蓋著喬治的石灰，連我也止不住大笑，不為任何理由，就是開心。

這是佛經上常說的「頓悟」的力量。

喬治驟然感到他渴望女朋友，他對時間的焦慮，連同他的孤獨自憐，都很可笑。他發現他把注意力專注在所有拒絕他的女子，卻不去看其他對他釋出善意的女子；而且他的過度渴求，讓他每次在接近心儀的女子時無法自在做自己，反而造成對方的壓力。

深刻的覺察源源不絕，連同喬治久違的幽默感一起噴灑出來，就像是快樂的噴泉。

那次諮商我們有泰半時間在開朗的笑聲中渡過，結束時，喬治表示他想加入我鄰居的可蘭經唱頌，這在平日會嚴重干擾他的聲音，此時竟形同波羅密天音。

轉變觀看世界的方式所帶來的影響，真是不可思議。

個案故事
境隨心轉

還有一個典型的「境隨心轉」的案例。

阿哲形容他的生命一直像是在沙漠中獨行，乾渴貧瘠孤單，遠眺的綠洲似乎怎麼也到不了。他長年患有憂鬱症，而這似乎是他生命的內在風景。

我們進行的TAT第一步驟陳述是：「導致我對這個想法有所認同、共鳴和連結的事都發生了。」第二步驟的陳述則是：「那些事情都發生了，也都結束了，我不再對這個想法有所認同、共鳴或連結。」

阿哲放下對這個沙漠情境的執著之後，內在風景隨即變化了。接下來的過程裡，他看見原來行走中一毛不生的沙漠兩旁出現森林與溪流，他感到沁涼的水氣潤澤身體，腳下還有大自然為他安排好的踏腳石，引領他安然渡河到森林的另一端。

若是進行催眠治療，阿哲此刻所描述的理想風景，絕對是催眠師會設法給予他的暗示。而這會兒，才進行兩個步驟的TAT，阿哲自動給潛意識輸入新的認知，他的生命情調開始轉變，環繞著他的真實世界也跟著變化。在這次工作之後，我持續又見了阿哲數個月，他的交友、工作狀況都明顯變得順遂了。他開始參與一些社交療癒活動，也順利找到新工作。

TAT和EFT的區別

TAT和EFT的工作方式有同有異。

雖然兩個方法都從接納自己當前的處境、面對問題為起點，然而，它們的療癒過程與方式相當不同。

EFT主要是釋除你對問題的抗拒，降低你的敏感度，使你不再對問題過度反應，以取得內在的平靜和諧，並且接受新的資源。

TAT則是擴大你的觀點，促使你從原先導致壓力或困擾的狹隘觀感解脫，來獲得自由。由於內在視角變寬廣，問題相對之下變小，新的選擇和回應自然湧出。

以EFT工作時，議題必須仔細而明確，回到先前奎格對樹林的比喻，EFT教你一次專注的砍伐一棵樹。而TAT因為工作議題可以模糊，甚至可以只是一個抽象的感覺，就像是你一次可以針對整片樹林工作，再逐步縮小範圍，檢查殘存的問題與印象。因此，TAT也常把許多問題捆綁在一起，進行療癒。

兩種方法都強調，你不需要再度經驗創傷所引起的情緒。EFT只要求你稍微把注意力放在創傷所引起的不快情緒以便釋放它，然而，TAT是直接要求你不要耽溺於情緒，只需把注意力集中在陳述的步驟就夠了。塔帕思認為轉化創傷的重點在於轉化意識上對那個事件的認同。如果認同轉變了，情緒自然使不上力，會自動消失。當事人不需要再度去經驗或陳述痛苦的細節。

這樣的工作方式使個案能夠保有隱私，尤其是在棘手的性侵或創傷議題，這個治療上的優勢是許多治療方法難以望其項背的。

其實，TAT、EFT、TFT 這三個方法各有特色。在我的經驗當中，有些情況就是必須正視它，體會它，才能夠徹底釋放情緒，好像那些情緒已經卡在能量系統裡太深，鏽蝕入骨。特別是面對藏匿極深的恐懼、憤怒或羞愧等情緒，意識上雖是感覺轉化了，情緒仍需刮骨排除。

當然，排除情緒最有效的方法，並不是耽溺，而是在毫不抗拒的情況下，深深體會它、並接納自己，同時使用能量的介入療法，全然釋除它在訊息場存留的印記。

註1：你可以上 TAT 官方網站下載簡單的 TAT 中文基本步驟：www.TATLife.com，也可以上我的網站 www.shufangwang.net 查看 TAT 工作坊的消息，或是訂閱免費的 TATNewsletter。

註2：參考《TAT 專業手冊》（*TAT Professional Manual*），p.27。

生命中心療法——LCT

肉身覺醒於開始靜下來感覺到自己的身體。——蔣勳

開始學習LCT時，我好像在談戀愛。這個療癒架構領我到一個蒼穹為蓋、大地為毯所構築的世界。在這裡時間是不存在的，過去與未來並行不悖，故事上窮碧落下黃泉，世界是我們的工作劇場，我們在累世的人生戲碼裡進行多層次的療癒。

在物質層面，我們療癒因創傷受阻的能量；在靈魂層面，我們取得故事所帶來的警惕

與學習；在精神層面，我們提昇視野，更全面的看到問題的不同切面，在這個層次，沒有什麼是絕對的對或錯，一切事件都是來為生命服務，一切挑戰都是為了讓我們學習成長。

心靈革命與身體意識

LCT認為能量是構成一切的元素。物質世界所展現的各樣形態，只不過是能量震動頻率高低造成的結果。它沿用「全像宇宙觀」來看世界（參考頁71〈恍若隔世〉）。在這個前提之下，萬物平等，萬物相生。而我們每個人的成長，正是促成宇宙整體進化的動力。

這固然是我對LCT比較感性的描述，但與事實相去不遠。這一個工作架構，讓我看到療癒的多重可能與心理治療的豐富面向。在我的經驗裡，LCT更像是一個靈魂的導航系統，一個顯化願望的工具。我一直感到很幸運，我所接觸的第一個療癒系統是LCT，它為我奠定良好深厚的認知基礎。

當前大多數的能量心理學療法著眼於釋放痛苦或去除焦慮。LCT卻跨過這個層次，它想要知道問題構成的原因，探索你的遭遇和困難對生命的意義，就這個出發點上，研發者安迪・韓與心理諮商傳統仍保有相當程度的連結，他的理論基礎也深受榮格影響。LCT主張不要浪費我們的痛苦或困難，把它轉化為自我了解與蛻變的養分。它也問：你知道自己人生的目的為何嗎？你的生命熱忱是什麼？你心中最深的渴望是什麼？

這些大哉問是其他能量心理學的工作方法不會觸及的層面。這些大哉問，正是我學習療癒的初衷。我一直認為，療癒不該僅止於療傷止痛，它更應該是透過這個歷程來幫助個人成長。

從榮格以降，許多深層心理學家使出渾身解數，透過夢境解析，催眠回溯，來探索無意識的寶藏。而民間則尋求靈媒乩童，藉由宗教儀式甚至藥物，企圖改變意識狀態（alter state），來汲取無意識的訊息。如今，ＬＣＴ說身體才是進入這個深鎖的記憶庫，也就是無意識，最有效的途徑。而且，透過身體，不僅能夠和無意識對話，也能獲得靈魂層面的智慧。在療癒過程當中，它強調開啟自我的直覺，並且和更深的集體智慧聯繫。

ＬＣＴ認為，身體知道我們所有問題的來龍去脈，也知道該怎麼做才能讓我們痊癒。我們不需要借助靈媒或上師，因為答案就在自己身上。

想想看，光是這個認知能夠帶給我們多大的自由？這等於是一場心靈革命。

安迪・韓構思的療癒地圖

擘劃這個療癒架構的是美國臨床心理學家安迪・韓。

安迪原本是受傳統心理學訓練，在麻州執業的臨床心理學家。一九九一年，他突然遭遇密集的超感官經驗，包括心電感應、即時療癒與清晰的夢境（lucid dream），他甚至開始透過通靈來接收訊息，閱讀別人的生命。這些現象使得他在學院傳統裡所接受的訓練捉襟見肘，他無法從中獲得令人滿意的解釋。為了了解這些玄祕現象，安迪重新出發去追尋解答。

接下來兩年，安迪探索薩滿療法（Shaman）、前世回溯，鑽研佛教心理學、超個人心理學、神經語言學、心理合成學（psychosynthesis）和「九型人格」（Enneagram）。他接受靈性導師迪克．歐尼（Dick Olney）的「自我接納」課程，跟隨布魯．喬伊學習生命的奧祕、夢的解析和能量療癒。

就在這兩年即將結束時，他認識了朱蒂．思瓦克（Judith Swack，註1）。朱蒂是住在麻州的諮商心理師。九〇年初，她開始把「人體運動學」，也就是肌肉測試，運用在諮商工作上，發展出「以身體意識為中心」的療癒方法。這個深具前瞻性的工作方式帶給安迪新的靈感，啟動他的第二波探索之旅。於是，這個結合肌肉測試與心理諮商的療癒系統逐步醞釀熟成。

安迪和朱蒂合作了一年，共同歸納出許多深層的心理障礙原型（sabotage patterns）。LCT架構裡所囊括的二十七種障礙模式，大多是由此而來。這段時間的磨鍊，讓安迪深入體驗身體意識的潛力，他發現讓身體直接去經驗事件，遠比坐著談話去反省那個事件更有療效。

能量心理學裡的各種穴位療法，讓安迪見識到壓觸身體的特定穴位可以迅速釋放情緒；而使用眼睛的左右移動交錯中線（譬如 Eye movement desensitization and reprocessing, EMDR），則能重建或卸除想法。除此以外，還有比較神祕的方法，譬如脈輪治療、光或聲音的治療，也都能夠平衡一個人的身體能量。

安迪把這許多療法整理出來，成為LCT治療時，用來轉化創傷、恢復活力的二十多種介入療法。

後來由於和朱蒂對療癒的終極認知產生歧異，安迪獨自繼續發展他理想中的療癒模型。終於，在一九九七年，他推出LCT的訓練課程。

其實用安迪自己的話來形容LCT，應該是最恰當的：「這個獨特的療癒模式整合了傳統心理治療、以身體為基礎的能量心理治療、能量療法，以及靈性觀照。」（註2）

探取身體的智慧

可是，如何取得身體的智慧？我們的成長過程如此依賴頭腦的理性教育，並沒有人教導我們怎麼去聆聽身體，與身體溝通。

就此，LCT提出兩個方式：一是透過「肌肉測試」，直接詢問身體一系列問題；二是引導身體去感受它經由問題原型（LCT稱為「障礙模式」）所歸納出來的核心經驗（core experience），然後取得相關故事。

再者，因為身體和問題相關的感覺，是清晰的呈現在身體的某些部位，不受主觀意識控制，因此，身體也成為確認療癒的效果最可靠的指標。

譬如你每次一想到要參加考試，就會胃痛。在轉化你對於考試的焦慮，以及平衡過去相關事件（創傷）之後，你再次想像要去參加考試，胃不會再痛了。這是檢驗療癒是否生效的方法。你不必依賴不可靠的主觀意識問話，譬如「想到要參加考試，你覺得你還會緊張嗎？」而是直接問身體：「想像你現在要去參加考試，你身體有什麼反應？」身體總是給我們最誠實的答案。

在這樣的治療過程裡，個案與治療師成為夥伴，一起走上自我發掘的旅程。治療師以個案的身體、能量和直覺為依據，來「引導」個案。

這個工作架構強調自我覺察所帶來的力量遠大於一切，也因此治療師並不是「權威」，而是一個引導者（guide），幫助你透過自己的身體來了解自己的問題根源。它也提倡身體的自癒能力，靈活使用多種介入療法來活化停滯的能量，平衡創傷對身體的能量系統所造成的衝擊。

平衡了創傷之後呢？當事人仍然需要負起責任，選擇對自己的成長有所助益的行為，才能夠真正展現療癒的正面效果。就這一點，它也結合傳統的認知行為學和正向心理學（Positive Psychology）來發揮最大的作用。

兼容並蓄的世界觀

然而，對於嫻熟傳統心理治療的諮商師而言，LCT所帶來最大的挑戰，還是在它所呈現的世界觀，以及對所保持的看不見的非物質世界相當包容的治療取向。

諮商心理師謝佩娟是這樣形容這兩個工作系統的差異性：「心理諮商不談神鬼、不談前世，不談三度物質空間以外的事情，只專注在人的內心、人與人的世界。學習LCT以後，讓我的世界觀擴大了，我找到一種新的語言和架構，來理解和接納發生在我身上的感覺，讓我可以更接受自己的不同面向。」

佩娟原本就是直覺相當敏銳的心理師，但在傳統諮商的系統中，她的這部分能力並無法發揮。當她在LCT一年的訓練課程裡受到鼓勵，開啟通靈的天賦時，她開始信任自己的直覺，打開管道去接收許多訊息。她發現自己能夠閱讀個案的能量場，甚至與看不見的另一度空間的存在意識體對話，這些經驗伸展了她治療的能力（註3）。

除了現實物質世界中我們透過感官所經歷的事件，LCT的工作模式也將超越感官的、非物質世界裡存在的事物，如鬼魂、詛咒等等納入考量，因而，允許我們處理個人遭受外來的能量壓制、附著、干擾或耗盡的經驗。

個案故事

喜歡 salsa 的鬼

萊拉從非洲回到倫敦，一下飛機便直奔我診所。過去幾天裡，她被密集的恐慌焦慮襲擊（panic attack）。去急診，醫生給她鎮定劑，但是連那也不管用，在昏睡裡，她仍感受到瀕死的焦慮，「好像我心臟快要停止跳動，這一切開始於我去參加我表弟的葬禮那天」，萊拉看起來憔悴而且臉色慘白。我使用 LCT 做診斷，知道她能量場裡有附著的「鬼魂」（障礙模式）干擾。當我告訴她這件事，她立刻哭出來，她指出鬼魂附著在她的左半邊，如針刺一般的感覺漫佈她左邊的身體。

LCT 對於這些附著能量的處理相當人性化。根據處理鬼魂的法則，萊拉這時需要跟這個附著的能量「對話」，了解他為何出現？有什麼憂慮或創傷？他需要我們為他做什麼？

這個附著的鬼魂是個男人。透過萊拉，他埋怨生前過得很辛苦，人生沒有什麼歡樂，只有不停工作，死前最擔心女兒沒人照顧，他覺得萊拉可以理解他的心情（萊拉也有個年紀相仿的小女兒）。他說願意離開萊拉，但是希望聽一些歡樂的音樂，party 一下再走，他還指定要聽 salsa（中南美洲的舞曲）。聽起來也是合理的要求，我手邊又剛好有 salsa 音樂，所以放了一首歌，和萊拉一起站起來跳舞。然後，請萊拉導光進入她左邊身體，之後，那附身的男人便安然隨著光離去了。

萊拉身體左邊針刺的感覺驟然消失，纏繞她將近一個星期的恐慌焦慮終告一段落。

在過去幾年與個案的工作當中，特別是在華人世界裡，個案遭受非物質能量困擾的案例相當普遍，我推測這可能和華人集體意識裡對鬼神的信仰有關。而這些來自非物質世界侵擾所導致的創傷，程度上往往不亞於物質世界裡個人成長過程所發生的創傷。只是氛圍不同，更加難以捉摸。

除此之外，個案的故事發生的時空也不必然限於此生此世，可以是前世或未來，甚至可以回到靈魂轉世之間的停泊處。如此一來，敘事的層面大幅伸展，甚至有時候會得到近乎史詩一般磅礴的故事，或者奇幻小說般的隱喻和場景。

敘事風格和故事的真實考據並不是治療重點，重點在於這樣的敘事，是否帶給當事人對問題嶄新的觀看角度和療癒。

下面這個個案可以說明典型的ＬＣＴ療程。

個案故事

一份冗長的工作清單

幾米才被一家大公司裁員，因為社交恐懼症，數十年來皆獨身，沒有女友，朋友稀少，他常感到孤單焦慮。

這一天，他對我傾訴了下列這些困擾：

- 我不知道我該往哪裡去，對未來方向不清楚。
- 對於尋找女友的事，我似乎提不起勁，沒有實際行動。上了交友網頁註冊，但是沒有上傳自己的資料。
- 我無法去人潮擁擠的地方，對於任何人擋了自己的路會很生氣，因此很難進城去參加活動，於是也無法認識新朋友。
- 好友阿娟的父親病了，讓我很恐慌，好像我必須幫助她。就像是我媽媽，每回她抱怨她的住處需要整修，我都感到很沉重，好像責任會落到我肩上。一想到我得要犧牲自己去幫助別人，我便很焦慮。

幾米想要改變所有上述的事情，而經由肌肉測試，我們發現這些表面上看起來似乎是不相關的問題，其實根源一致，可以合併在一起處理。而平衡這些問題的關鍵來自一個負面信念。

幾米很快便意識到這個經常出現的負面想法是：「我的夢想總是會受到阻礙。」

問他為什麼有這樣的想法，他舉出三個理由：

1. 我必須犧牲自己去成就別人，特別是親近的人。所以，當別人無法擁有他們想要的東西，我也不能有我想要的東西。
2. 災難總會降臨，奪走我所擁有的一切。

3. 我的能量不足以支撐我去完成夢想，我總感覺自己像是個只有一半電力的電池。

經由身體知覺的引導，幾米獲得導致上述第一和第二個理由的故事。

第一個故事

他看到母親一邊燙衣服，一邊抱怨父親。他很同情母親，也感受到她的怨恨，他覺得自己應該做點什麼來幫她解決問題，但又覺得這並非他的責任，畢竟他才六歲。他感到十分焦慮，卻又無能為力。他氣母親把她的煩惱傾倒在他身上，造成他的負擔；這些大人的煩惱，他其實不必知道。

同樣的情形直到今天還在幾米和母親之間上演。每次母親一抱怨家裡的事，幾米立刻退化成當年那個六歲的小孩（他自己並不自知），無奈又生氣，且感到無能為力。

第二個故事

這是發生在前世的事。幾米看到在西藏山上的寺廟起火了，他是個小沙彌，絕望的看著火舌吞噬他們居住的地方。那時他才進入寺廟不久，好不容易融入那地方，正享受它所帶給他的歸屬感，災難就發生，把他擁有的一切奪走。

這種「好景不常」的無常感延續至今，造成幾米對生命持續的不安全感。

我們以幾個能量介入療法分別平衡這兩個故事所導致的創傷，轉變他必須「犧牲自己去成就別人」的想法、對「無常」的焦慮，以及非理性的匱乏感。

於是，「我的夢想總是會受到阻礙」這個關鍵想法被瓦解，因為所有支撐這個信念的理由和故事都得到療癒了。

結束之前，幾米進入內心取得他從這次工作獲得的學習：

●我可以擁有自己的夢想，同時允許別人去學習他們的功課。

●幫助別人時，要以愛為出發點，而不是恐懼或者罪惡感。

●每一個結束，便是一個新的開始。

幾米終於放下「非得去幫助別人」的強迫性想法，以及對這想法的抗拒。他覺得幫助別人和照顧自己可以並存，他只要量力而為，對不同情況做出適當的回應。

幾米一開始的工作清單上幾個看似不相關的議題兜了起來，分別得到程度不同的釋放，而且他的自我覺察顯著提昇了。

這是一個典型的ＬＣＴ療程，歷時一個半小時。

從幾米的案例，我們很輕易看到過程裡所出現的兩個敘事，不論發生的時間點是今生或前世，都和幾米當前的工作議題有清楚的關聯。故事可以是事實，也可以是象徵，就如同夢境。透過這兩個故事的療癒，幾米進一步了解他對親密關係的畏懼，以及他對無常的焦慮。我們也知道，這樣的深層焦慮，就如同存在的焦慮，只能倚靠個人不斷的深入覺察，一次次的遭遇，一次次的放下。療癒生命所經歷的創傷容易，療癒生命與生俱來的焦慮，則是一個人靈性成長的過程，絕不是敲打幾個穴位，進行幾個介入治療，可以達成的目標。

渴望擁有親密關係的幾米如今知道，只有當他不再恐懼親密關係所帶來的負擔，他所渴求的女友才會出現。

諮商心理師徐巧玲看了LCT個案示範之後，充滿驚喜，說LCT一次療程可以抵她的一、二十次諮商，「在傳統心理諮商中，從意識層面切入話題，抽絲剝繭，甚至必須處理個案的抗拒，通常要在千迴百轉之下，真正的問題才可能浮現。這時候，可能已經進行了一、二十次諮商，過程很漫長。而LCT有完整的架構，透過肌肉測試辨識出清楚的工作意圖（焦點問題），讓整個療程聚焦。而且它步驟清晰，按照程序即可完成。相對之下，是很大的優勢。」她最開心的是，可以把她過去學到的其他方法，融合在這個架構裡使用。在這個工作模式之下，介入治療是可以無限擴充的。於是，她所嫻熟的心理劇、沙遊療法等等都成為她可以運用的資源。

可惜的是，LCT推出至今擴展緩慢。部分原因是它複雜周延，學習時間比其他能量心理學療法要長得多（十五天，註4），另一部分原因則是安迪．韓本身並不擅長行銷推廣。直到如今，這個應該要受到廣泛認識及使用的療癒系統，還在能量心理學偏遠的角落兀自發光，等待有緣人去發掘它。

註1：朱蒂・思瓦克發展出一套心智／身體的療癒法則：Healing From The Body Level Up。

註2：LCT的網站上有許多安迪・韓的文章，讀者可進一步參考：www.guidedselfhealing.org

註3：謝佩娟是獲得認證的LCT治療師，她將LCT的工作法則融入諮商當中。

註4：關於LCT訓練課程的內容，可至作者個人網址閱讀：www.shufangwang.net

肌肉測試——探詢無意識的方法

數千年來，神祕學家、先知、聖人和哲學家總是主張，現實的根源其實是個萬物相連、訊息恆存、訊息互通的場域。在東方，稱之為阿卡習場域（Akashic Field）。然而，大多西方科學家一直以為這是個玄祕的神話。直到今天，最新的科學探索開啟了我們的眼界，這個場域才重新受到注目。

阿卡習場域的效應不受現實世界限制；它能夠將訊息傳遞給所有的生物體，交織出整體生命的網路。我們的意識也隨時在接收它的訊息。——厄文·拉斯洛（Dr Ervin Laszlo），匈牙利哲學科學家肌肉測試（muscle testing），一般俗稱「能量測試」，其運作的原理來自「應用人體運動學」。七〇年代以降，強．戴蒙和羅傑．卡拉漢等能量心理學的先驅漸次更新它的使用方式，使得肌肉測試成為能量心理治療方法學當中，相當重要的一部分，雖然並不是所有的方法都需要用到肌肉測試。

它的基本運作機制很簡單：對於無意識認為真實的陳述，肌肉會呈現強壯的反應，相對的，若是它認為不真實的陳述，肌肉便呈現虛弱的反應。

肌肉測試像是一個人體的自動測謊器，不受意志力控制。

說來令人難以置信，在心理治療裡，我們想盡辦法企圖透過催眠或夢境企圖探觸的無意識，如今，卻能夠透過簡單的能量測試直搗黃龍。依賴手臂、手指便可以揭露受測試者隱藏在問題表象下的無意識想法。而且它的厲害之處還不止於此，它能夠偵測的範疇其實是超個人的，端看你所設定的測試場域。

連接一個巨型的資料庫

肌肉測試所萃取的訊息可以說是來自比無意識更深的層次，也就是東方文化所說的「氣」或「生命力」，西方文化則泛稱為「靈魂層次」的智慧。如果說無意識像是埋藏在大海裡的冰山，這層次的智慧則是包藏著冰山的大海，無遠弗屆。在這個深層意識，我們知道曾經發生在自己身上的一切事情，知道它為何發生，也知道我們該做什麼才能療癒這些創傷。這個層次的智慧被形容為像是身體的直覺（gut feeling），於是「肌肉測試」成為取得這個層次智慧的最有效方法。

當我在療癒的過程裡進行肌肉測試，我總是抱持一個意圖：希望測試是為當事人的福祉服務，而且能夠促進他的靈魂進化。

對肌肉測試進行許多年實驗的大衛・霍金斯博士（David Hawkins）形容人類的心智就像是電腦的終端機，連接到一個巨型的數據庫。這個數據庫是人類古往今來累積的一切意識和智慧。我們個人的意識便是根植於這個整體積累的意識。

所謂的能量測試，就是進入這個資料庫去搜索答案。

對於霍金斯的這個「超級數據庫」，厄文・拉斯洛提出有點雷同但更周延的描述：「這個統一場域充滿所有的空間，成為宇宙中事物出現和進行的基礎。它攜帶著諸多宇宙通用的場域，包括電磁場、地心引力、核力場、零點能（Zero Point）。它同時也是宇宙用以紀錄、保存、運送訊息的要素。就後者而言，它其實就是所謂的阿卡習場域。」（註1）

榮格的集體無意識，東方神祕主義者宣稱的阿卡習場域，物理學家的量子全息圖（quantum hologram），信徒們認為無遠弗屆的上帝或神的心智（God's Mind）、自然的心靈（Nature's Mind），宗教哲學所講的合一的意識，大夥兒齊聚一堂，認祖歸宗。

不論用什麼名詞來標籤，大抵都指向這個無所不在的、川流不息的訊息場。這個統一場域裡兼容難以計數的較小場域，密密交織在我們以為的虛空裡，聯繫我們以及萬事萬物。這是個具高度智力的場所，也是宇宙的記憶磁碟，擁有從過去到現在，甚至未來的所有訊息。

古老的部落，薩滿和先知，聖人與哲學家，早在數千年前就告訴我們萬事萬物都是息息相關。晚近的科學家們在數千年之後才喘著氣跑步趕上，連聲歡呼：「是！是！是！」

不記得是誰畫了這樣一幅漫畫：量子物理學家扛著登山背包和鐵鍬，拉著繩索，滿頭大汗，好不容易攀登到山頂，卻發現佛陀早已拈花微笑，趺坐山巔。

肌肉測試讓我們從個人的能量場延伸出去，接通這個宇宙的統一訊息場。當我們從這個角度來理解肌肉測試，則它的運用不再是機械性的，而是近乎神聖的。它透露出個人的內在智慧其實是對準（in alignment）宇宙的整體意識。這個內在的智慧很誠實的顯示出我們在無意識當中所隱藏的信念，有待療癒的創傷；它也告訴我們，怎麼做能增進健康快樂。無論如何，我們內在有個驅動力，它不由分說的，就是希望我們繼續成長，讓生命朝完美的理想邁進。而我們個人的成長似乎也是宇宙的願望，因此訊息能夠共享，經驗能夠互惠。

超越時空的「人體靈擺」

最近朋友之間流傳一個用語，叫「人肉 GPS」，就是在 GPS 不管用時，打電話洽詢在地的朋友，哪裡有好吃好玩的、怎麼去。

這給我靈感，我想管肌肉測試叫「人體靈擺」也挺合適，因為它的運作原理其實和靈擺沒有兩樣。只不過前者使用顯而易見的肌肉（手臂或指環），後者牽動的是肉眼不易見的身體極微小的肌肉。前者是以身體為靈擺，後者則是使用水晶玉石或金屬為道具。

英國頗負盛名的靈擺工作者伊利莎白．布朗（Elizabeth Brown）以《靈擺》（*Dowsing*）一書打開靈擺神祕的面紗。她搜羅許多新科學的研究，證明靈擺和巫術或鬼神並無關係，它事實上是另一種形態的肌肉測試。

靈擺是怎麼起作用的呢？伊莉莎白解釋，當你專注的問一個問題之後，就會如同電視天線一般感應了身體心智（body-mind）這個能量場所給你的答案，同時，將這個感應傳遞給手上的靈擺。接受到這訊息的靈擺放大了這個訊息，於是開始擺動。所以，你就是你自己的靈媒，只是你並不知道。許多使用靈擺的人，還以為是來自神靈的力量在操控手上的靈擺。

怎麼做肌肉測試？

既是能量測試，理論上，我們可以測試身體的任何部位，臂肌、腿肌、小肌肉、大肌肉，測試哪裡都無所謂。在能量心理學的範疇最普遍使用的方法是「〇環測試」以及「手臂測試」。前者，每個人都可以自己做，後者則需要由他人擔任測試。

除此之外，有人測試舌頭，有人摩擦指尖，也有人站立面對北方，利用地球的磁場，以整個身體的前傾或後仰來取得「是」或「否」。用什麼方法測試都無妨，重點是測試的時候，你的能量是在平衡狀態，而且是在你的中心（center），在一個沉靜的狀態。

〇環測試

這個名字本身已經說明了這個方法。〇環，指的是以大拇指和另一隻手指圈成一個圓圈，尋常做法是食指與大拇指，或者大拇指與小拇指。

慣用右手的人，以左手手指形成〇環，右手測試。慣用左手的人，則反過來，以右手手指形成〇環，左手測試。

〇環測試的方法最常見的有兩種（如圖）。

第一種是一手形成〇環，另一隻手的食指穿過〇環，然後用力往外，看是否能夠穿過兩個手指的銜接點。穿不過的話，表示肌肉強壯連結，這是「是」；若很輕易的穿過兩根手指的銜接，則表示肌肉連結虛弱，答案即為「否」。

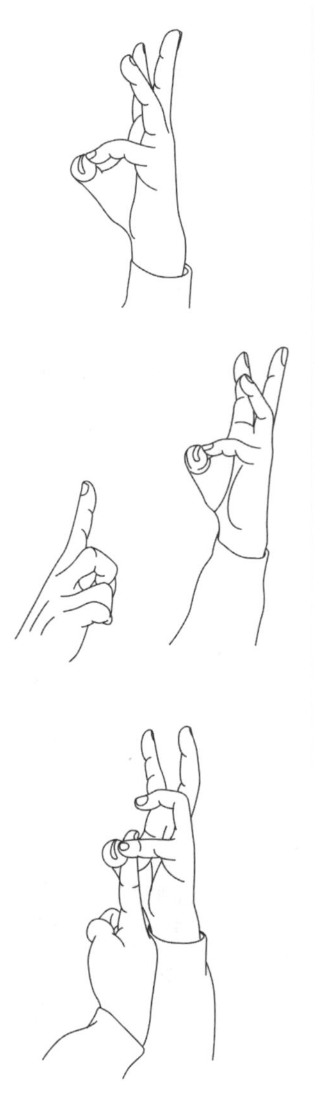

第二種是把另一隻手的食指和拇指伸入〇環中，然後用力往〇環左右兩邊撐開，看是否能打開。若打不開，則表示答案為「是」；相反的，若〇環輕易打開，則答案為「否」。

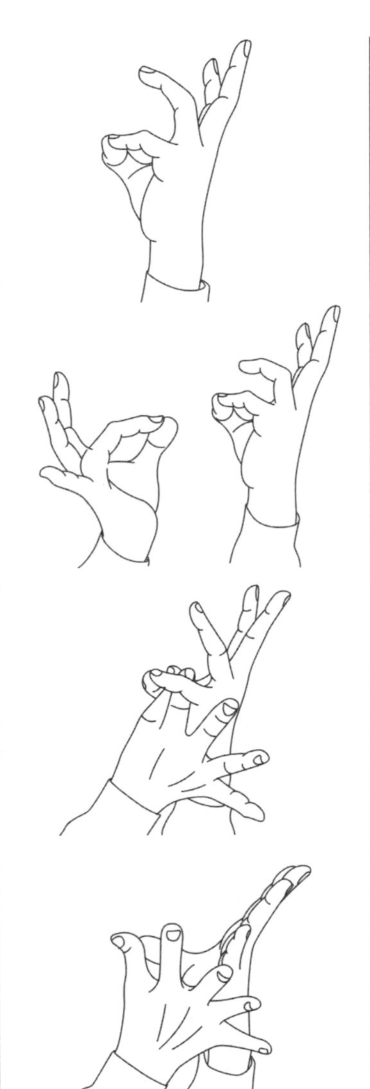

以〇環測試為例，我喜歡使用的調整能量的方法為，先說一遍自己的名字：「我的名字是ＸＸＸ」，然後測試。這時，〇環應當是緊緊黏合打不開的。

接著，說一句不是真實的陳述，譬如「我的名字是布萊德．彼特」，然後再次扣緊〇環的手指測試，這時，無論做〇環的這隻手怎麼用力，〇環應該很輕易就會被撐開。就這樣試幾次，便能夠體會需要多少力道才能讓手指的〇環呈現黏合狀態，以便測試。在接下來的每次測試，都要盡可能使用同樣的力道。

這個調整和校準的步驟，決定了肌肉測試成功與否。有點像是你開始訓練自己的身體熟悉這樣的溝通方式，由此來拿捏手指力道的鬆緊、多寡。

手臂測試

這是我與個案工作時最常用的方法，主要是它能夠讓當事人清楚看見測試結果。

當一個人眼睜睜看著自己的手臂不聽意志使喚，輕易就被按下去時，會產生一種戲劇張力，無形中更信任這個測試所傳達的訊息。

測試時，請受測試者將一隻手臂往前水平伸出，手臂此刻成為你與受測試者之間溝通的管道，你開始探測它的力道、它表達「是」與「否」的差異。

先請受測試者說「是，是，是」，並請他使力對抗你的按壓。同時，你按下他的手臂，手臂這時很快便剎住，讓你感覺按不下去。於是，你知道這是他的手臂在說「是」的力量。

然後，請受測試者說「否，否，否」，同時請他使力對抗你的按壓。相較於之前，現在手臂會比較軟弱，當你按下時，它會下垂，好像沒什麼力氣。你知道這是他表達「否」的力量（見圖）。

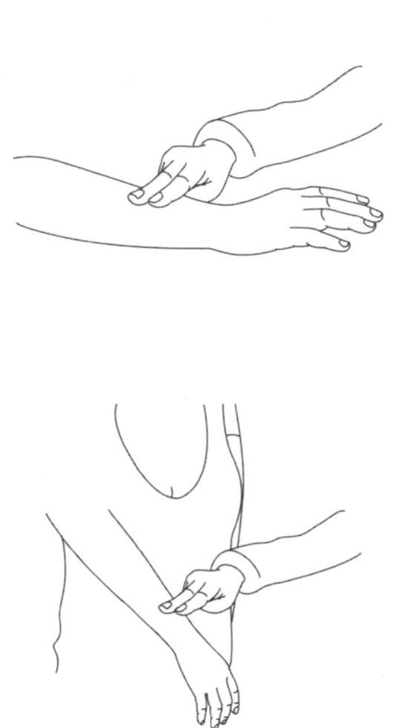

一旦你確認了他的「是」和「否」臂力的差異，便可以開始做肌肉測試。為了校準這個溝通方式，你可以使用上面〇環測試建議的方法，請他說自己的名字，測試應當為真；接著，再請他說一個假的名字，測試應當為否。

肌肉測試就像是一種新的語言，兩個人需要經過一點練習，調整力道，才能進入這樣的溝通方式。一旦熟悉彼此的力道之後，便可以不假思索的進行。當然，你必須把所有的問題都設計成是非題。

說到這裡，你大約已經迫不及待，躍躍欲試。但在正式測試之前，有四個重要的前提，不可以忽略：首先，確定自己不是在缺水的狀態。接著，調整校準你的測試，直到你可以感覺手指清楚而穩定的力道。然後，每次問一個問題時，試著先把這個問題送入身體，特別是腹部的位置，給身體兩秒鐘「感受」這問題，再測試。一般初學者容易犯的錯誤為，問題尚未問完，已經開始測試。最後一點是，你必須完全放下對答案的預設或偏好，因你的任何預期都會干擾測試結果。最後這個項目，也是許多人最常犯的錯誤。

以上介紹的是肌肉測試的基本原則。當真要深入探究肌肉測試的可能用途，以及可能障礙測試的各種狀況、學習處理能量逆轉或不平衡的種種方法，是需要專書介紹的。

設定測試的層次

有趣的是，我們可以設定肌肉所測試的場域／層次，讓同一個問題得到不同的結果。

譬如，一個人可能在無意識有個根深柢固的想法：「我媽媽不愛我」。可是，對他更深層的智慧而言，這個想法未必為真。這時，如果進行這兩個不同層次測試，卻使用上述同一個陳述時，當事者在「無意識層次」對於「我媽媽不愛我」這個想法的肌肉測試會呈現「是」；在更深的智慧層次，測試結果卻是「否」。

這是拿肌肉測試來辨識想法的優勢，它讓遭到扭曲的想法一覽無遺。

一般在治療時，若沒有刻意設定測試的層面，肌肉測試的結果呈現的是我們的無意識層面，這也是對治療最有用的層面，因為我們的身心健康皆由無意識的想法掌管。

沉默的測試法

葡萄酒有種測試法，叫做「盲飲」，就是把酒標遮住，讓品酒專家直接喝酒來表達對酒的感受，以防先入為主的觀念影響品酒師的判斷。

肌肉測試也有種測試法，很接近「盲飲」的概念，叫做沉默的測試。

為了避免個案的預期干擾能量測試，我有時候採取沉默的測試法。有些習慣性喜歡掌控答案的當事人，甚至會主動要求我以沉默的問話方式進行肌肉測試。

進行沉默測試時，我會先在腦海裡想清楚一個問題，然後對個案測試，許多時候這會得到更準確的答案。妙的是，即便是沉默，肌肉測試依然有問有答；只要問話者的意念出現，不管發不發聲，身體都能接收到那個意念，繼續與你進行溝通。語言不是肌肉測試的必要橋樑。

辨識沿襲自家族的問題

只要詢問的問題恰當，肌肉測試甚至可以呈現我們從父母親、家族所繼承的創傷、態度或想法。

就這個層面而言，它和榮格的集體無意識是不謀而合的。我們的訊息場打從父親的精子和母親的卵子結合的那一刻開始，便同時接收了兩方家族的全息圖（hologram），而且同時受到這兩方的訊息場影響。

譬如，一個人有「我不夠好」這個頑強信念。經過多次治療，每次消除之後（註2）不久又植回，好比電腦裡刪除了的檔案又自動下載。這時候，極大的可能是，這個信念其實是存放在家族或族群的場域裡。因而，即便這想法從個人場域移除了，但家族或部落的訊息場域並未更新。於是，透過場域連結的原理，這人好不容易從個人場域刪除的想法，會再度從家族場域自動下載，直到這個人意識到這個循環，開始和家族的場域劃清界線，才能終止這個情況。

我有個個案」想要解脫他與家人相處的負面行為模式。他說家人之間常耍心機，彼此不能信任，這是家裡一貫的運作方式。但是，當我們以TAT去轉化這個行為時卻遇到阻礙。對於「放下這個行為模式，對我是安全的」，」的肌肉測試為「否」。這表示」潛意識感覺他若是放下這個行為，便會遭到家裡其他成員排擠，而且也無法自我保護。所以我們必須先轉化他上述的憂慮，才能夠轉化他的行為模式。

一般人常憂心我們會遺傳父母的疾病。這時候，你可以肌肉測試自己是否有「我會因為血緣關係而遺傳母親的心臟病」諸如此類的想法，如果有的話，則可以使用TAT

來轉化這個信念，譬如：「我不會因為我和母親的血緣而遺傳她的心臟病」，這可以形成TAT的步驟二陳述句。信念的改變，會促使你選擇性的關閉或開啟某個基因。

塔帕思曾提及一個個案，她們全家人基於某種未知的原因，都無法讓水超過膝蓋的高度。經過TAT治療後，這女子成為她家中唯一一個可以涉水過膝的人。

一般而言，我們可以透過簡單的測試，查看是否「這個×××的想法（行為）存檔於我的家族場域」。一旦覺察到這個情況，便可以使用簡單的能量介入療法（TAT或TFT），來轉變這種認知。

有些比較嚴重的情況，當事人甚至潛意識認為自己的祖先們並不同意他改變這樣的遺傳。這時，我們可以使用肌肉測試來檢查他是否有下面的想法：「我的祖先們允許我放下這個××想法（或態度）。」如果測試為「否」，就必須先改變這個自我設限的情形。

譬如湯姆，他坦承自己深受家族的貧窮意識影響，他的祖父是從蘇格蘭移民美國的拓荒者；在異國胼手胝足的艱辛，深深烙印在家族的歷史中。雖然湯姆目前工作穩定，收入也不錯，他還是經常夢見自己流落街頭行乞。這當然是非理性的潛意識的恐懼在作祟。

在我們進行治療時，湯姆對於「我的祖先們允許我放下這個貧窮意識」的肌肉測試為

「否」。他感到祖先們其實意見紛歧，有些人並不同意他放下對貧窮的焦慮，因為這焦慮鞭策他們更加努力。透過TAT的治療，湯姆進入深層意識與祖先們對話，最後取得所有人的共識。在那之後，他感到壓力從肩頸豁然卸下，他看到祖先們列隊向他致謝，因為他協助整個家族放下對於貧窮的恐懼。

當我們能夠根除類似這種沿襲自家族的想法或態度時，療癒的效果往往會更穩定而且持久。

湯姆的故事讓我們看到，遺傳的行為與創傷都是可以透過覺察而改變的，它們的影響不是絕對的。而肌肉測試在這種情形之下，是很方便的偵測工具。

為什麼做肌肉測試？

肌肉測試是目前我所知，能夠和身體／心智／能量這個綜合的意識場域溝通的最便捷的方法。你不需要大費周章的催眠儀式或經年累月的諮商分析，便能探查或核對潛意識的想法，也能夠察覺身體的器官或經脈是否平衡健康。

從實際層面來看，它可以拿來偵測過敏原，詢問身體是否需要某些維他命或藥物，或者，讓身體自己告訴你某個東西對健康是否有益。

當你很衝動的想買一樣東西時，如果停下來測試一下，便會發現這個東西與你是否和諧，是在增強或削弱你的能量？如果你願意的話，也可以測試家中的藏書和音樂，看看哪些是在提昇你，哪些是在削弱你。

依照這個邏輯推演下去，審慎使用肌肉測試，可以協助我們在日常生活或生涯規劃做出更正確的抉擇。

我還異想天開，如果有一天，肌肉測試能夠使用在政壇上，那麼許多政客就不能夠說一套做一套，說了謊很快就會被拆穿。還有，法庭上除了人證物證，若也能夠同時使用肌肉測試，偽證一下子就曝光，也可以省略漫長的查證程序。

讓測試失誤的因素

當然肌肉測試並不是百無一失。正好相反，可以造成它「失誤」的地方可多了，譬如，我們真正測試的是測試者與受測試者共同分享的能量場，所以，這兩者的能量平衡狀態同時都要納入考量。如果是自我測試，那更要小心檢查自己的能量是否平衡。

讓肌肉測試不準確的最常見因素如下：

- 缺水。
- 受測試者或擔任測試者心中已有預設答案。
- 受測試者下意識想要隱藏真正的答案。

- 受測試者能量不平衡，精神太虛弱、太緊張，能量過低或過剩。
- 受測者控制欲太強，下意識想要操控測試結果。
- 受測試者能量場紊亂。
- 受測試者對於肌肉測試抱持自覺或不自覺的負面想法。
- 受測者的能量系統遭到過多毒素阻塞。
- 測試者對自己信心不足，懷疑肌肉測試。
- 測試時問的問題不清楚或不恰當，不是能夠測試的範疇。
- 測試者經驗不足，測試力道不均。

如果一個人的能量逆轉，經脈有逆流現象，測試時會得到相反的結果，「是」與「否」剛好顛倒過來。測試者若不察，容易根據這相反的答案做出錯誤的判斷，而誤入歧途。能量逆轉的情形，一般可以透過簡單的穴位拍打來矯正。

如果一個人有心理逆轉的情形，則肌肉測試的結果也會不準確（請參考頁191〈當治療不起作用〉）。

譬如，一個人內在有一部分認為「自己不值得活著」，或潛意識有「死亡的意願」，這已經「不想活」的部分的他，可能會導致能量系統紊亂，讓測試的結果不準確，還會阻擋能量療癒的進行。

還有就是長期服用藥物或者有上癮症的人，這些人的身體可能累積過量的毒素，能量流通嚴重阻塞，因而無法進行能量測試。除此之外，鎮靜劑、抗憂鬱症的藥劑或酒精也會讓測試難以順利。

肌肉測試的陷阱

剛學會肌肉測試的人，很難抵抗肌肉測試的誘惑。

我看過一些極端依賴肌肉測試的人，買書或上餐館點菜等日常大小事都做肌肉測試，好像無法相信自己下意識的任何決定或喜好，幾乎完全放棄自己的直覺力及判斷力。這麼浮濫的使用肌肉測試，令人捏把冷汗。

肌肉測試應當是輔助我們直覺力的工具，不應該喧賓奪主。

許多人誤以為肌肉測試的結果是終極的結果，這其實與事實相去甚遠。一個人的心態和想法改變了，會導致同一個問題出現不同的測試結果。

小說家七等生說：「一個人是無法拿過去來對現在做索求的。」

同樣的，你很難拿一個月前的測試結果來和今日的情況核對。一個月前你也許需要吃維他命D，但今天你可能需要的是維他命C。這個人兩年前給你愛情，讓你成長；可是，今天你該學的功課可能是不執著這段感情，讓他離開。

肌肉測試反應的是當下的深層智慧對你的問題此刻的回應，不是預測未來的工具。

我曾經應邀為一個能量心理學的工作坊介紹肌肉測試。有的同學馬上興沖沖要測試丈夫愛不愛她，不不，這絕對是行不通的測試。愛或不愛，不是一個可測試的問題，因為答案會隨情況而改變，得看你是從什麼角度、什麼層次，甚至在什麼時間來詢問。

肌肉測試無言以對的時候

肌肉測試好比是我們的生物電腦（bio-computer），有時候也會當機！

有時候肌肉測試結果出現前後矛盾，或令人困惑的答案，這時，可能是這部生物電腦拒絕合作，決定不再回答你的問題。有時候，它拒絕回答是因為資訊不夠；也有時候，是問題本身不清楚或太愚蠢（譬如，我要不要去做臉，這類常識就可以決定的事）；還有的時候，是時機不對，它插不上嘴。

無論如何，遇見這種情況，你要不重新思索問題的陳述方式或動機，或者，先中斷肌肉測試，信任直覺。

意圖會影響測試結果

我們的意圖與焦點，對肌肉測試也有著決定性的影響。

想想你在Google 網站搜尋時，必須鍵入關鍵詞，才能開始搜尋，這關鍵詞就是你的焦點。意圖則跑在焦點之前，也就是你為什麼搜尋。

對於能量測試的意圖，通常必須是一個正面的、善意的意圖，而且是與促進自己或他人健康、成長相關的議題。

肌肉測試有個內在的智慧，是不讓自己遭到誤用。它通常會拒絕回應負面意圖的詢問。你不能問它六合彩簽賭，或是如何打擊別人的缺陷之類的問題。但若你要買房子，那牽涉到你的健康與快樂，便可以諮詢肌肉測試，來確認這個決定是否正確。

這時，問法很重要，端看你的主要考量是什麼？是財務，健康或快樂？（我比較貪心，在這種情形我可能會問：「當我們將這一切都納入考慮，此刻買這個房子對我是好的嗎？」）

肌肉測試可以很有彈性。當問題的焦點是個人，它給你個人的訊息；當問題的焦點針對整個團體，它給你代表這團體的訊息。當問題涉及療癒根源，答案甚至可以溯及前世、其他時空或次元。

肌肉測試反應的是一個既廣又深的能量場的智慧。測試者的意圖，決定是否可以做肌肉測試；測試者的焦點，決定肌肉測試的搜尋範圍和答案。就好像是收聽調頻廣播，你可以收聽地方電台AM，也可以擴大調頻，收聽FM。

日常工作當中，我經常透過電話或Skype，替個案進行肌肉測試。這時候，我使用的技巧是「替代測試」（surrogate testing）。我把自己的思維倒空，讓自己全然觀想個案，把自己的場域調準他們的場域，然後替他們進行測試。時空的差異對於測試結果完全沒有影響。

個案故事

巧克力與情人

海蓮娜對兩樣東西上癮：一是巧克力，二是傑克。

每當她心情不好，就忍不住想吃巧克力。她說吃飯總是心不在焉，囫圇吞棗，一心想著飯後的甜點，巧克力慕思或蛋糕。傑克是個花花公子，有許多女友，但他常和海蓮娜互傳火辣辣的簡訊調情，海蓮娜耽溺在對他的性幻想裡無法自拔，雖知他不會認真跟自己交往，她只不過是他的甜點和娛樂。

要說服她放下傑克和巧克力都很難。為了讓她明白這兩件事對她健康造成的影響，我使用肌肉測試。

我先要她說：「清澈的泉水。」手臂測試強壯。

接著，我請她說「巧克力」，手臂驟然變成果凍，鬆軟無力。

她很吃驚的看著我，一副不可置信的樣子，然後抗議說，她剛才沒準備好，要我再測試一次。

我知道她這次為了心愛的巧克力，卯足了全力。

可是，她一說巧克力，手臂立刻如稻草，我輕輕一按，便下垂。

然後，我請她說「鳳梨」，這是一種她很喜歡的水果。

她的手臂立刻恢復力氣，任憑我怎麼使力也不移動。

再請她說「傑克」，果凍一般的手臂又出現了。

海蓮娜不甘心：「可是，巧克力讓我感覺良好，帶給我安慰。傑克讓我生活裡有些刺激娛樂，不那麼無聊。」她辯稱。

於是，我請她說：「巧克力讓我感覺良好。」

結果，她手臂如任人擺佈的木偶般，毫無力氣。

我再請她說：「巧克力讓我身體不適。」手臂則強硬如剛。

對於傑克的測試結果，和巧克力如出一轍。

海蓮娜以為她喜歡的事物，與身體層次呈現的好惡截然不同。兩個上癮的事物，傑克與巧克力，都在削弱她的能量。她說，難怪她每次吃了巧克力之後，隔天便十分疲憊。和傑克的關係，像是一個遊戲，並無法帶給她安定感，反而是反覆無常的焦躁，她真正渴求的是一個願意給予承諾的伴侶。

我們做了更多的測試讓她了解，她的身體其實視巧克力為「毒素」（toxin）。因此，每次她一吃巧克力，因為身體的代謝系統正奮力的圍剿這「毒素」，試圖排除它，於是帶來短暫的快感。但之後，身體就會更加疲憊，彷彿打完仗似的。傑克也是，每次和他接觸過後，總出現更大的空虛；傑克要的只是性關係，不是情感上的親密。

兩相對照之下，我不必多費唇舌，海蓮娜自己便領悟到她該怎麼做。

當我們把肌肉測試的優點和可能的疏失放在天秤上，優點這邊還是會沉重許多。曾幾何時，肌肉測試已經堂皇進入許多另類療法的診療室裡：芳療師以它來決定需要的香精，順勢療法以它推敲劑量，彩油療法拿它來決定需要的色彩，在能量心理治療裡，它輔助我們查看個案潛意識的想法，決定療癒所需要的介入治療，需要敲打的穴位……。

霍金斯更進一步使用「肌肉測試」為工具來探測心靈能量。你可以測試書本、音樂、電影、某個人的心靈能量的高低。基本上，對於任何對象和現象，肌肉都會呈現強或弱這兩種反應之一。你的微笑會讓一個人測試為強，你的憎恨也會立即削減一個人的能量。

當我們從「肌肉測試」這扇窗子望出去，我們看到一個截然不同的，不再經理性篩選的世界。它讓我們涉足意識的深淵，教我們想逃避的一切無所遁逃。我們可以詢問的問題海闊天空，而答案卻只有一個，「是」或「否」。

註1：參考《靈擺》，p.128

註2：能量心理學的方法可以很有效的轉化一個人的負面信念。對於已「消除」或轉化的負面信念，我們可以做肌肉測試。這時原本測試為「是」的負面信念，轉化之後再做測試，便會呈現「否」的反應。但是，若造成這信念的根源尚未療癒，這個轉化後的結果可能不會持久，感覺上就如同電腦裡已經刪除的檔案又被取回下載。

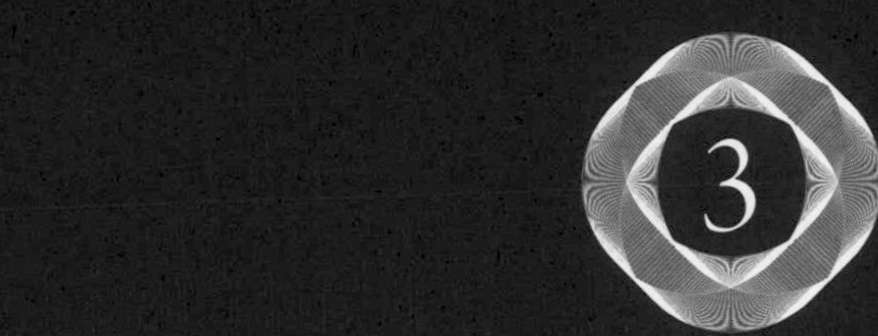

第三部

關於療癒

這部分集結我對療癒的一些觀察與思索，
包括從能量的角度來理解創傷、辨識可能障礙療癒的因素、
檢閱科學實證的故事，探索這些療法對災難救助的潛力，
還有療癒的趨勢觀察。

生命永恆的推手——創傷與療癒

關於創傷，有許多定義和說法，我想要從能量的觀點來談談創傷。

無法代謝的經驗

設想有件事情發生了，它造成我們身心的衝擊。這個事件對我們來說可能是太糟糕、太美好，或程度上太過劇烈。對於太糟糕的事，能量會退縮自衛，想要逃離，或者腎上腺激素驟升，衝上前反擊。而遇上令自己招架不住的事，我們會受驚嚇而驟然凍結，失去行動力。

無論是哪一種情形，不管我們是逃走（fright）、反擊（fight），或癱瘓凍結（freeze），總之，這事件的衝擊已經導致我們的能量系統失去平衡。

美國太空總署的壓力顧問彼得・拉溫（Peter Levine）曾觀察受創的野生動物，在遭逢掠奪者過度驚嚇之時，會呆滯在原地而忘了逃跑。然而若牠們僥倖自那個痛苦的經驗生還，會突然全身劇烈顫抖，把滯留在能量系統的創傷發洩出來。有時牠們甚至會躺在地上，四肢卻做出奔跑的動作，彷彿在完成方才未能實現的逃跑。這之後，牠們的生理機能便能夠恢復正常，可以起身活動，彷彿什麼事也不曾發生。

可惜大多數人已經喪失野生動物這樣的自我療癒本能。多半時候，我們只是先把這個創傷經驗存檔，理性的告訴自己，日後有機會再來處理它。創傷釋放專家大衛・伯伽利（David Berceli）有次和一群居民在中東一個地窖裡躲避空襲。他發現一個奇怪的現象，所有的大人都強作鎮定，而小孩卻是不停的顫抖。小孩和上述的動物一樣，都知道怎麼釋放創傷。伯伽利就此發展出一套釋放創傷的法則，他引導身體在一種有所控制的狀態下，進入輕微而持續的顫動，來釋放體內積累的創傷和壓力，平衡交感神經與副交感神經（註1）。伯伽利的方法幫助了許多運動員和戰區的返鄉士兵釋放體內積累的創傷壓力。

其實，創傷不僅會造成肌肉劇烈收縮以便自保；身體也一併儲存了所有相關的記憶、情緒衝擊，以及體內驟升的化學反應等等。若我們沒有即時消化那個經驗，代謝它所滯留的能量，這能量上的失衡狀態便會持續下去。而與這事件相關的訊息，會存留在我們的能量系統，繼續造成身體、心理、行為、精神上的各種問題。

創傷寫入身心系統

許多表面上不相干的問題，譬如胃潰瘍、失眠、緊張、憂鬱、情緒管理、親密關係、甚至信仰上的疏離感，很可能都是根源自同一個創傷事件，只是以不同的方式呈現出來。

譬如你拚命準備聯考，結果考試失常了，沒有進入父親冀望你上的那所中學。你父親在非常失望之下，對你說：「對面的阿明都上了一中，你就是比不上人家，我對你的心血都白費了。」你因為受到打擊，羞愧自責，於是告訴自己「都是我不夠好」、「我必須更努力才行」、「我不值得被愛」等等。

這些循此而來的信念，從此蔚為你的座右銘、養成你的生活態度。這樣的態度，可能使你成為工作狂，給自己超過負荷的壓力，結果身體出現種種毛病。

因此，療癒要想達到最佳效果，必得發掘這些影響重大的深層信念與自我認同。創傷的記憶絕非像一般人以為的那樣只存放在腦中，它也儲放在身體裡，在我們的能量訊息場中。

身心並不能分離；身心本來就是一回事。

下面這則故事讓我們看見身體裡的創傷記憶。

個案故事

被忘卻的饑餓

安吉拉的腹部經常脹氣，她總感覺不到肚子餓，因此無法享受品嚐食物帶來的欣喜。另一個壞毛病是，她每天睡前都必須吃東西。如果她空腹去睡，半夜就會恐慌焦慮，導致她起床找東西吃。結果想也知道，她體重一直上升。我使用TAT治療導致她消化系統這些異常行為的原因。過程中，安吉拉突然哭起來，她想起小時候家裡很窮，媽媽做麵包讓她拿去賣，才九歲的她聞著香噴噴的麵包，肚子餓得咕咕叫，但媽媽卻一個麵包也不讓她吃，因為那些麵包可以換回全家人一天的生活費。小時候的她經常在饑餓當中渡過，卻必須強迫自己忘記餓的感覺，繼續賣一整天的麵包。

療癒了這個創傷後，安吉拉腹部不再脹氣，而且她開始可以感覺到肚子餓，消化系統恢復正常運作，睡前不再必須進食。

像這樣的例子層出不窮。意識上我們因為無法面對而蓄意遺忘的創傷，身體卻始終記得，而且提供我們療癒的線索。身體智慧的靈性本質在此展露無疑。

坎代絲·帕特花了許多年的時間研究細胞的受器和情感的關係。她發現，我們的「感受」是潛意識與身體之間的橋樑。而且不光是腦部細胞，我們全身每一個細胞也都有情感的受器。細胞們便是透過這個受器互相交談，與內分泌產生共鳴，也與我們服用的藥物、我們的思維或情感產生共振（註2）。

我們身體的感覺構造相當精密。可以說，每一刻都有數不清的情感訊息正在細胞之間交流著。

布魯斯·立普頓說，潛意識就如同硬體結構的程式，你所存檔在潛意識的信念，時時刻刻影響著你對週遭環境的觀感，也因此主導著你的身體健康。立普頓經由觀察單細胞的行為發現，「經過數十億年的演化，生長／防護這兩種截然不同的生存機制有一個暗藏的玄機，那就是生長和防護機制不可能同時以最佳的狀態運作。換言之，細胞不能同時前進和後退。」

人會在轉換到防護狀態時，自然而然限制自己的生長機制。於是，當你急著逃離追趕你的老虎時，勢必會集中所有的能量來戰鬥或逃跑。這時候，你不可避免的會調動儲備的能量來發動防護反應以求生存，如此一來便會導致生長的萎縮（註3）。而當你認定這世界是安全的，身體便能夠休養生息，把精力用於再生修復。這兩種觀感，發送出截然不同的指令給身體，操控我們身體的運作。所以說，我們的潛意識打造了我們的身體，也打造出我們的健康狀態。

覺察身體存放創傷的位置很重要。因為，我們可以反過來，透過身體有所覺知的部位去探索創傷的根源。

身心如此纏綿糾結——這不是詩人的浪漫形容，而是科學家的實證結果。

算起來，帕特提出這個說法的時間點大致比安迪．韓醞釀出LCT的時間晚了十年。看來，以身體為療癒創傷的最佳媒介這樣的認知，也開始得到生物科學家的支持。

「不管是傷風或癌症，只要你開始追索並回到疾病的根源，所有的疾病都可以治癒。你的脈輪通常可以提供相當準確的診斷。只要你能夠確認生命當中，哪個地方總是受到忽視或誤解，便可以解開病因，彌補身體的損害。」英國的能量療癒者克禮思．湯姆斯（Chris Thomas）侃侃而談他的疾病觀，他的書名長得很：《你一直想要知道的關於身體的一切，但卻沒有人能夠告訴你》（*Everything You Always Wanted To Know About Your Body But So Far Nobody's Been Able To Tell You*）（註4）

湯姆斯慨歎，我們當今所面對的最大問題在於，我們不明白是什麼讓身體內在的各部分產生連結。西方文明的發展，讓我們逐步遠離身體的能量與靈性的本質。

其實，從疾病發生的部位與脈輪之間的關係，我們往往可以推測出造成疾病事件的屬性（註5）。譬如結腸方面（第一脈輪）的毛病常與生存恐懼有關，而喉部（第五脈輪）的問題，常與自我表達的困難有關；心／胸的異常（第四脈輪），則可能是積累的情感包袱所引起。

曾有個女子來找我醫治她的心痛。她說每天早上都受到錐心之痛折磨，有時一天數次。在進一步談話之後，我發現她非常怨恨自己的原生家庭，認為所有的家人都背叛她、遺棄她。當我建議她進行介入治療來協助她寬恕家人對她的傷害，因為這持續的怨恨導致她的心痛，她卻拒絕，說這是不可能的，她並不想面對她和家人的糾結。她只希望我幫她消除心痛，卻不想面對心痛的原因，治療當然無法進行下去。

最近和一位罹患攝護腺癌的患者艾可工作。我發現他的攝護腺癌引發的時間，正是他和妻子婚姻出現危機的時候，妻子個性強勢，他們的親密關係冷淡，他有許多積累的怨怒。加上那時他在公司也常受同事欺壓擺佈，覺得自己很無能。如此裡外夾攻，使他承受好大的壓力。這種無法表達自己、不被愛或接納、忍氣吞聲的感覺，正是造成他疾病的主要原因之一。

療癒需要追本溯源嗎？

小說家阿城在談論歷史時有一段精彩的話，他說，當歷史再一次進步時，它要克服的是歷次歷史的積累，而不僅僅是某一範疇的規範。歷史要變化為新的自己，不得不清算陳舊的觀念，才能維繫新的歷史現實。

我覺得這段話用於療癒也非常合適。

從無法在大家面前發表演說到癌症，從容易發脾氣到恐懼親密關係，我們的困難無論大小，都有起源。

這起源可能是我們這輩子發生的事，也可能是前世印象的遺緒，甚至是發生在祖先們身上的創傷所傳遞下來的結果。

但是，療癒一定得追究起源嗎？我們非得逐一認識我們過去積累的歷史，才能放下不合時宜的想法或態度嗎？

對這一點，療癒者見仁見智，至少塔帕思．弗萊明並不以為然。

塔帕思認為只要能夠聯繫我們身心各個部分，通知它們「這個事件已經發生了，而且結束了」，然後下定意圖去療癒所有涉及這個問題的起源，便足夠了。我們不需要明白這起源究竟是什麼，在何時或何處發生。她認為若凡事都要追究起源，那療癒就太漫長了，只要有意願療癒問題的起源便可。

然而，也有其他方法，譬如LCT便十分著重探索問題出現的原因，因為安迪．韓認為自我覺察是成長的契機。協助一個人了解問題，是鞏固療癒最好的方式。

安迪的出發點來自心理治療傳統，而塔帕思則來自能量醫療傳統（針灸），沒有孰是孰非。任何方法只要是用在對的情況，就是最好的方法。

「療癒」與「治癒」

療癒究竟是什麼？看英文會比較明白。英文字清楚的區分healing和cure。cure的中文是「治癒」，表示移除一個人的症狀。這症狀可以是身體的，譬如偏頭痛；可以是心理的，譬如憂鬱症。然而，healing，一般譯為「療癒」，這通常意味著歷經一個過程，讓一個受創的狀態修復癒合。這受創的狀態可以是在身體、心理、關係或靈性的層面。症狀的移除不是療癒的終極目的，只是附帶產物。在療癒的過程裡，一個人經歷信念、情感的轉化，對自己行為的覺察，甚至修復與神（上帝）的關係，感受到靈性的提昇。

換言之，治癒是移除症狀／問題，而療癒則轉變一個人與症狀／問題的關係。

療癒實際上是一個涵括多層面的活動。

當我們不再對抗問題，不再逃避問題，能夠正視問題，問題便成為我們成長的養分，催化我們成熟，轉化觀看問題的方式，以新的認知去包容仍然存有問題的世界。這是比較深刻的療癒。

療癒之後，症狀可能消失，也可能不會，有時候，我們真正療癒的是我們與自己的關係。譬如說，有個人總是不滿意自己的長相身材，因為她透過曲解的眼光觀看自己，於是她看不到真實，只看到扭曲的實相。這時，我們當然不是去改變她的長相，或是鼓勵她去整形，而是去療癒她和自己的關係。只有改變她對自我的意識，才能改變她觀看自己的方式。

療癒的速度

在我的經驗當中，有些痛苦事件，的確可以很快的經由能量心理學的介入療法來獲得紓解。鬱結的能量疏通，打結的心思豁然開朗。

譬如失戀吧。有一個大學生因為失戀來找我。就要期末考了，但是他情緒極端沮喪，女友對他忽冷忽熱，搞得他莫名其妙。我以TAT釋放了他遭到拒絕的創傷，以及因此而受挫的自信與自責。治療結束時，請他再度去想這個令他茶飯不思的女子時，他不僅再也沒有情緒，甚至說出「我感覺她對我原本就不是很真心」這樣的覺察。才經過一次療癒，他便走出失戀的陰影，專心準備期末考。

想起自己從前每次失戀，都要耗費至少一年的時間，才能夠從痛苦中走出來，那時要是懂得能量心理學就好了！不過，話又說回來，如果情傷如此輕易便渡過，那就不會有這麼多情詩和小說了！能量心理學的方法固然可以快速平復分手的震驚和創傷，但是深愛一個人的失落悲傷依然不能豁免，必得經歷和體驗。

有時候，問題的確必須透過深刻的體會，逐步覺察才能夠轉化，這時候，發掘問題的起源，並且體會它所造成的影響，便是很重要的過程。就像是剝洋蔥，剝下外面一層，底下的一層才顯露出來。我們一開始所見的問題，可能只是表象的症狀。

譬如，小魚一開始是為了免疫系統的問題來找我。然而經過長期的工作，我們發現，她的健康問題來自於工作的壓力和負面思考習慣。實際上，她的人際關係疏離，有購物狂，情感關係也卡住了。但在這些問題都逐步轉化之後（包括離開交往了十多年的男友），問題的真正關鍵才浮現。她對於自己當前的祕書工作其實相當倦怠，無法發揮她的創作潛力讓她很挫折。她找不到存在的意義。我們接下來的工作便是協助她勇敢去面對內心的理想，更換工作部門，參與節目創意研發。

過敏與創傷的關聯

過敏症狀許多時候也與創傷有關。

想想看，引起你過敏反應的物質本身，譬如花粉、堅果、陽光等等事物，其實是無辜的，通常是我們的身體對於這些東西起了反應，它在推拒或排斥那個東西。

有一次我在治療一個少年對塵埃的過敏，他突然看到一個畫面，有一輛鹽酥雞的車在前方驟然對他排放油煙，嗆得他滿頭滿臉。而那正是造成他過敏的事件。我們的系統有時候便是遭到如此簡單的事打擊而失去平衡。

有個朋友對蕃茄過敏。他提起在寄宿學校時，有一回因為感冒胃口不好，不想喝番茄湯。但嚴厲的教官強迫他喝下，結果他嘔吐在湯裡。從此，他開始對蕃茄過敏，連沙拉裡的蕃茄片都要一一挑揀出來。

過敏經常是創傷所造成的關聯性反應。是我們把對一件事的負面印象轉嫁到當時正在接觸的東西，於是開始排拒它。

曾經在治療一個女孩對貓的過敏時，她看見小時候一個畫面，父、母親因為酗酒正在吵架，那時家裡的貓蹲在牆角。她當時年紀很小，十分害怕又不知所措，和貓咪一起縮在牆角。顯然，貓咪的出現和她極力想忘懷的痛苦經驗在潛意識上掛鉤了。

於是，我們常常在治療一個人的重大創傷之後，發現他的過敏症也跟著解除了。

也正因此，塔帕思說，要治療過敏，必須先要治療發生在一個人身上的重大創傷。

創傷是必要的

打從誕生在這個地球上的那一天開始，有件事是確定的，那就是我們在生命當中，一定會受創。沒有人能夠住在象牙塔裡，不和世界抵觸，毫髮無傷全身而退。創傷是無法避免的。

創傷雖然造成痛苦帶來悲傷，但在另一方面，沒有創傷的人生多麼乏味！沒有痛苦，就無法體會快樂，沒有分離，就沒有重逢。沒有破碎過的心，又如何能夠敞開呢？通過創傷的焠鍊，人變得更有韌性，更謙卑，更富同情心。

如果我們是一顆種子，創傷便是澆灌我們的雨水，烤曬我們的太陽，搖晃我們的颶風；它讓我們長得粗壯高大。

並不是說人生必得要依賴無止境的挑戰或創傷，才能成長（如果有這樣的信念，最好及早剔除）。只是，如果創傷發生了，與其怨懟，不如好好利用它！

創傷與療癒是生命永恆的推手，透過這兩者之間永無止盡的循環，我們一次次墜落，一次次重生。

註1：伯伽利為臨床社工出身，立志服務眾生。他成立伯伽利基金會，到災區和戰區教導人們使用他發展的方法TRE（Trauma Release Exercise）來釋放創傷。http://www.bercelifoundation.crg

註2：《希望感覺良好？你需要知道的一切都在書裡》，p.110。

註3：參考布魯斯．立普頓所著之《信念的力量》（*The Biology of Belief*，張老師文化出版），p.182—183。

註4：《你一直想要知道的關於你身體的一切，但卻沒有人能夠告訴你》，p.175。

註5：同前，p.174。

當治療不起作用

發明了TFT的卡拉漢有句名言，他說，如果有人宣稱自己的治療可以達到百分之百的成功率，那是因為他接觸的患者還不夠多。的確如此，就算是成功率再高的治療師，還是會遭遇極具挑戰的狀況。有些情況，不管你採用什麼方法，當事人就是無動於衷，對治療毫無反應；他的情緒困擾程度似乎停在原地，無法下降到理想的指數（即SUD）。這時候，當然首先得考慮所使用的療法是否恰當，對問題的切入點是否需要調整。若這些都沒問題，那就進一步考慮以下兩種可能性：

1心理逆轉（psychological reversal）

2障礙轉化的想法（stopper）

心理逆轉影響治療成敗

「心理逆轉」是導致治療不起作用相當普遍的原因。

卡拉漢是最早提出「心理逆轉」這個名詞的心理師。早在一九七九年，當他對患者進行肌肉測試時，便注意到一個不尋常的現象：「有很多的個案，當測試『我要變得更好』時，手臂是虛弱的，而測試『我要變得更糟』時，手臂反而強壯。」卡拉漢感嘆：「怪不得心理治療這麼困難。」「當你有心理逆轉的情形時，你的行動常和你所渴望的結果相反。你或許不想在你不餓的時候吃東西，而且你真的想戒除吃得過多的習慣。可是，事實上你仍然繼續貪食，好像你正在阻礙自己所做的努力。你對這情況感到無助，但是又不知道原因。」（註1）

卡拉漢基本上是從能量的角度來看待心理逆轉，認為這是經絡系統當中能量流動倒轉了方向（兩極性相反），或者能量流動受阻導致的紊亂狀態。他堅稱這個情況必須先解除，否則治療很難產生效果。

擔任英國國家醫訓練講師的醫生馬克．錢伯斯（Mark Chambers）也呼應卡拉漢的說法。他認為，心理逆轉經常是導致許多醫療失敗的原因，然而，傳統醫學當中並無有效的方法來偵測或因應心理逆轉現象。馬克本身也是TFT訓練師，因此他在問診時，經常結合使用TFT，以便移除患者的逆轉現象（註2）。

心理逆轉現象呈現的效果，類似在心理治療當中所謂的對治療的「抗拒」，只不過這樣的抗拒不僅是我們的觀察，而是會呈現在能量場裡，像上述肌肉測試的結果，是可以被偵測的。特別是在採用能量心理治療法時，心理逆轉嚴重時會癱瘓所有能量的運轉，讓一個人難以改變。而矯正心理逆轉，常常也需要精準的辨識導致逆轉的想法或認知。這有點像是把一個當機的電腦系統重新開啟，你需要輸入正確的密碼才行。

有意思的是，這種心理逆轉的情形不僅存在於心理問題當中，還呈現在患有慢性疾病的人群裡。卡拉漢曾提及數年前在紐約大學進行的一項研究，在靈敏儀器測試之下，他們發現百分之九十六的癌症患者有兩極性反向的情形，而沒有腫瘤的人僅有百分之五有這樣的情形。卡拉漢因此推斷，就像是心理逆轉會阻礙心理問題的療癒，它也可能會干預癌症治療（註3）。

為何能量訊息場會出現這樣的紊亂狀態或逆轉現象呢？有人解釋這是一個人潛意識裡並不想得到療癒；也有人認為這表示一個人對於療癒有內在的衝突。但是，我更喜歡費爾．墨倫的譬喻，他形容心智的屬性就像一台處理資訊的生物電腦，一個家庭的不同成員（或者說，每個人內在的諸多次人格〔sub-personalities〕）會各自使用不同的運作程式來操作電腦。而這些不同的家庭成員，也正如在一般家庭裡那樣，往往彼此意見不合，無法達成共識。因此，對於「療癒」某個議題，不同部分的你很可能持有不同的意見。這時便會造成能量場的混亂。

辨識心理逆轉的方法

怎麼知道一個人有沒有心理逆轉呢？英國TFT訓練師珍妮．湯普森（Janet Thomson）在她書中提出一些線索來辨識一個人的能量「逆轉」現象（註4）：

- 想法很負面
- 做事因循拖延
- 有自我障礙的行為
- 說話時不經意就會把方向搞錯，譬如想著左邊，卻說成右邊；買菜回來把牛奶擺進烤箱，該加熱的晚餐卻放入冰箱。
- 有閱讀上的困難（dyslexia），或者，理解能力薄弱。
- 思緒常處於混亂困惑狀態

然而，我發現想要偵測心理逆轉，最可靠的方法還是肌肉測試。

首先必須先確認這個人的能量系統是否平衡，這可以進行簡單的測試，用「我的名字是×××」來檢測：說出正確名字時，肌肉測試會呈現強，而說出假名字時，測試會呈現弱。如果這人測試結果正好相反，表示他的能量系統此時是逆流或受到嚴重干擾。這時可以使用下面平衡逆轉的方法來解除這現象。

如果一個人能量系統是在平衡狀態，便可以繼續測試下面的逆轉情形。

譬如：「我要克服這個問題」／「我要保有這個問題」，或者，「我要健康」／「我要生病」，「我要快樂」／「我要悲慘」。上述這些基本信念若顯現出相反現象，則表示一個人有普遍的逆轉現象。

有時候，逆轉可以呈現在好幾個層面。一般而言，你可以測試的有：全然克服這個問題的意願；你的各個部分是否都同意進行療癒；對於放下這問題是否有罪惡感／羞愧感；是否覺得自己不值得療癒；內在是否認同這個問題；如果沒有了這個問題，你會不會無所適從等等。

你可以依循你的直覺來詢問可能導致逆轉的種種事項。

湯普森把心理逆轉歸納為兩種類型（註5）：

1大量逆轉（massive reversal）

2特殊逆轉（specific reversal）

如果你發現前面所提示的線索裡，許多項目都在你生活當中經常交替出現，那麼你極可能是有「大量逆轉」。也就是說，不需要任何明顯的原因，你就是會持續感到悲觀消極或對週遭發生的一切感到困惑。這時候，你的能量場的電極（polarity）可能是與正常狀態相反的。

然而，如果大多時候你是感覺還不錯，只有在某個特定的時候才出現上述的某些現象，那麼你可能是隸屬「特殊逆轉」的範疇。譬如說，有人一碰英文就頭痛，完全喪失理解力。

下面這個個案故事，或許可以讓我們窺見心理逆轉如何在療癒進行當中阻擋療癒。

個案故事

各有主張的「部分」自我

她說好累，但是無法休息，她停不下來。

過去一年多來，潔西很拚命：讀書，上健身房鍛鍊；為了保持完美的身材，吃東西小心翼翼。「媽媽說，想成為明星，必須要有完美的身材。」潔西是個才出道的演員，找工作不如她想像中如意。上個月和男友分手，可是她連心碎的時間也沒有，持續馬不停蹄的鞭策自己。最近在一次排演時，她情緒突然崩潰，在劇場裡哭個不停。繃緊的弦終於斷裂！

「即便像今天這麼累，我也還想著晚上該去健身房鍛鍊。我如果停下來休息，就會有罪惡感。我覺得我沒有資格休息，我還沒達到目標，還沒有成為一個知名的演員。」

潔西想要給自己放假去旅行，但是沒辦法。恐懼填滿她的心思，深怕一旦離開，就會錯失可能上門的演出機會。

我說：「我協助你放下恐懼好不好？」潔西點頭說好，她真的渴望休息。

於是我們做肌肉測試，問「我願意克服這個問題」，結果她手臂下垂，說「不」。表明了她有心理逆轉現象。我請潔西做了鎖骨呼吸法來矯正這現象，然後再次做肌肉測試，這次「我願意克服這個問題」得到肯定的答案。

可是，當我們進一步測試「我願意全然克服這個問題」，答案仍然是否定。於是我們繼續進行鎖骨呼吸法矯正逆轉。如此這般，我們一再測試，前後矯正了七個不同程度的心理逆轉。潔西對於「讓自己休息」的確感到很不放心。恐懼鞭策了她許多年，讓她完成許多事，雖然折磨，但是也帶來許多好處。她的成績讓同學艷羨，她的努力得到母親的讚美——這些都是她害怕失去的。潔西認為若沒有了恐懼，她會變得一事無成。這個部分的她像是佛洛伊德所說的「超極自我」（super ego），內化母親對她的期盼，提著鞭子喝令她不准休息，她還不夠好，得要夙夜匪懈。

在這過程裡，潔西想起上中學時有段時間曾遭受同學霸凌，那時的她只能依賴母親的保護與肯定來生存，導致她全心全意要做個乖女孩討母親歡心。這個行為和她對母愛的渴求結合，使她無法去挑戰或違抗母親對她的任何要求，而這更延緩了她的個體化（individuation）歷程，她所渴求的成長，必須從切除她和母親之間的能量臍帶（energy cords）開始。

只有透過這個痛苦的分割，她才能夠覺察內心的真正感受，並且開始替自己的生命做決定和負責任。但是，在這之前，我們首先必須平衡潔西遭受霸凌的創傷，那是問題真正的起點。

當所有逆轉的情況都解除以後，問題的轉化瞬間變得快速而且清晰。有時甚至平衡逆轉本身便是療癒的重點。第二次見面時，潔西對母親的掌控行為所潛藏的憤怒冒上來了，她埋怨母親對她身材的吹毛求疵，諸事干涉，每天都要打電話好幾次，造成她的壓力。

我總共和潔西諮商三次。在我們第一次見面的三個星期之後，她飛往亞洲的一個熱帶小島去渡一個月的長假，並且在當地找到一份短期工作。

由潔西的故事，我們看到逆轉現象同時有能量和情感認知這兩個面向，它也經常傳達心理動能上的衝突。

平衡心理逆轉的方法

針對心理逆轉，卡拉漢提出三個平衡的手法。除此之外，湯普森也提出一個簡便的穴位敲打法則，在此一併跟大家分享。

這些平衡逆轉的簡易方法，你可以單獨使用，也可以結合諮商和其他療癒方法使用。

輕敲手掌的側邊——心理逆轉點

以一隻掌手輕敲另外一手的外側邊緣，小指根部和手腕之間的位置（見圖），想想空手道劈砍的手刀（karate spot）吧！這是矯正心理逆轉最簡易的手法。

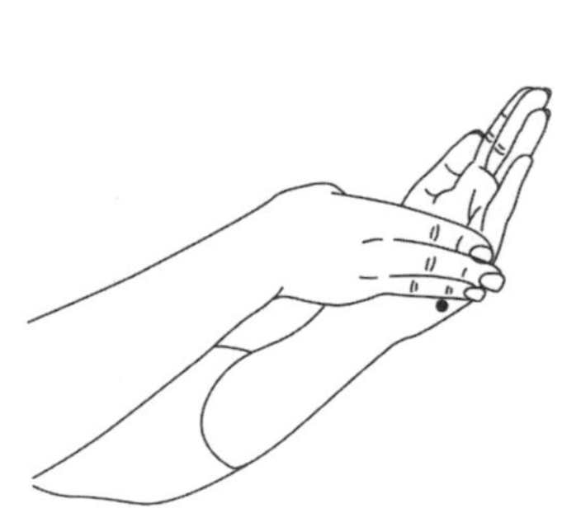

有趣的是，在EFT一開始陳述議題時，當事人必須一邊反覆敲打這個逆轉點，一邊陳述他的問題。譬如：「雖然我不願意去克服這問題，我還是全然的愛和接受我自己。」聰明的蓋瑞·奎格顯然已經把心理逆轉的防治納入EFT的基本步驟裡。

如果和療癒衝突的想法已經曝光，你可以一邊想著那想法，一邊以手心敲打這個心理逆轉點，來平衡那想法。

如果你並不知道衝突的源由，只是感到自己對於正要處理的問題有所抗拒，也可以敲打這個位置，來卸下焦慮。

總之，這個方法對很多情況都十分管用，除了校正能量的逆轉與紊亂，也能夠讓一個人立即回到當下。

肋骨下方的痛點（sore spot）

從左邊肋骨與肩膀交界處，以右手食指按壓，沿肋骨下方往胸部中央滑動，假使你發覺有個痛點（sore spot，見圖），則劃弧按揉它，直到那痛平息為止。這裡是淋巴和血液循環交界處。如果出現痛點，則很可能你的身體有些淤積的毒素，阻礙能量流通。

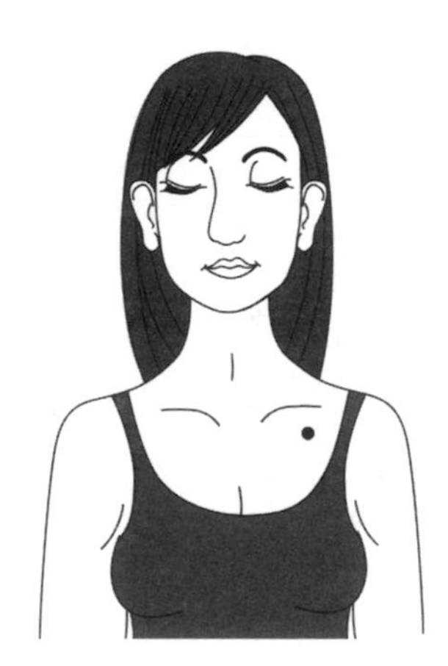

按揉了痛點之後，輕敲鼻子下方「人中」的穴位二十次。這是卡拉漢治療心理逆轉的的第二個方法。

鎖骨呼吸法（collarbone breathing）

當上述兩個方法都沒能完全去除逆轉現象時，你可以使用鎖骨呼吸法。這個呼吸法在大多時候能夠有效的平衡多層次的逆轉。

它有五個呼吸步驟：

1 深吸一口氣，停頓數秒。

2 吐出一半的氣，停頓一下。

3 再吐剩下一半的氣，停頓一下。
4 吸半口氣，停頓一下。
5 自然呼吸。

依序做上述的呼吸時，將右手的食指和中指指尖放在左邊鎖骨中央下方一吋，同時以左手的手指輕敲這隻手的手背三焦經的穴位——位於無名指和小指指節之間（見圖）。

然後，把右手移到右邊鎖骨下方一吋，重複上面五個呼吸步驟，並敲打手背三焦經穴位。

接著把右手握成拳頭，拇指包入拳頭裡，把拳頭的指節放在左邊鎖骨下方一吋的位置，重複上面所有呼吸步驟，同時輕敲手背三焦經穴。做完再換移至右邊的鎖骨下方，進行同樣的呼吸和敲打程序。當你完成以上所有的步驟時，也就完成了二十次呼吸。而手指和指節的更換，也替換刺激身體能量的正負電極（見圖）。

接下來，換左手，再重複進行上述全部的呼吸和

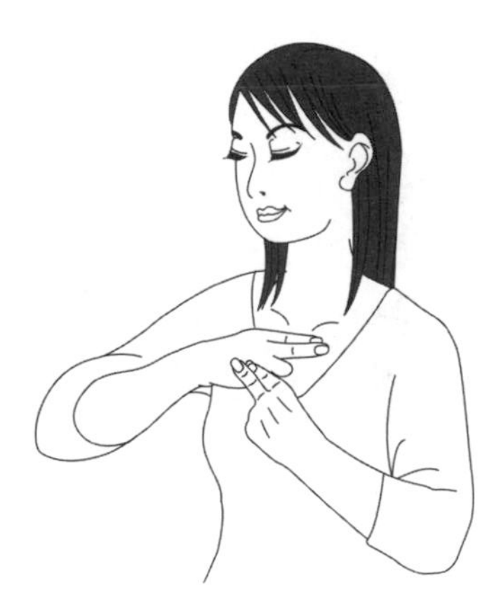

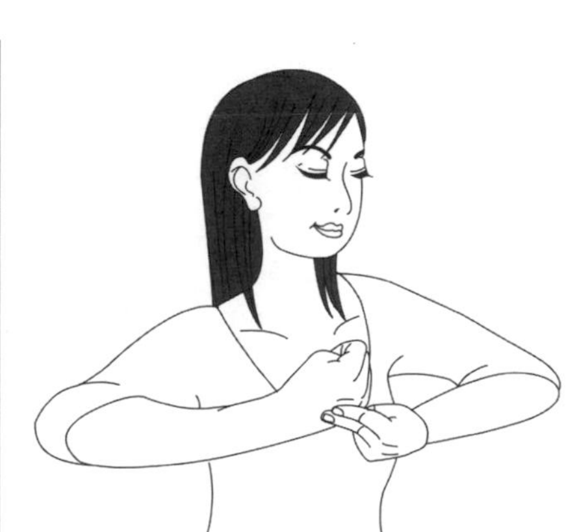

敲打程序。

當你完成整個鎖骨呼吸法時，等於做了四十次呼吸，同時因為三焦經得到充分刺激，你的血氣循環、吸收與排泄都更有活力。

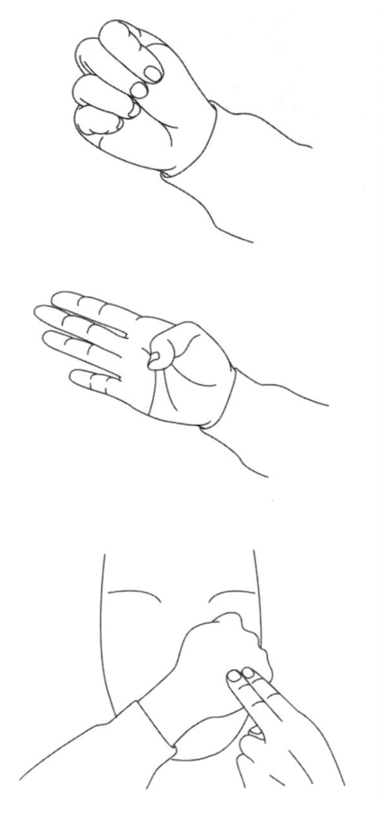

因此，湯普森說，敲打心理逆轉點像是你在電腦上點選「更新此頁」（refresh this page）的選項，而鎖骨呼吸法則形同重新開機，更新你的整個系統。她建議常年感到焦慮的人，或是有上癮症、強迫症的人每天至少要進行三次鎖骨呼吸法，來促進身心平衡。

珍妮．湯普森的「心理逆轉」規則

湯普森提出的這個敲打規則簡單又好記，它始於左手側邊，結束於右手側邊，把所有敲打的穴位連起來，像是一個三角形（見圖）。

當逆轉或紊亂出現時，你可以依序敲打下面穴位，每個穴位輕敲五次：

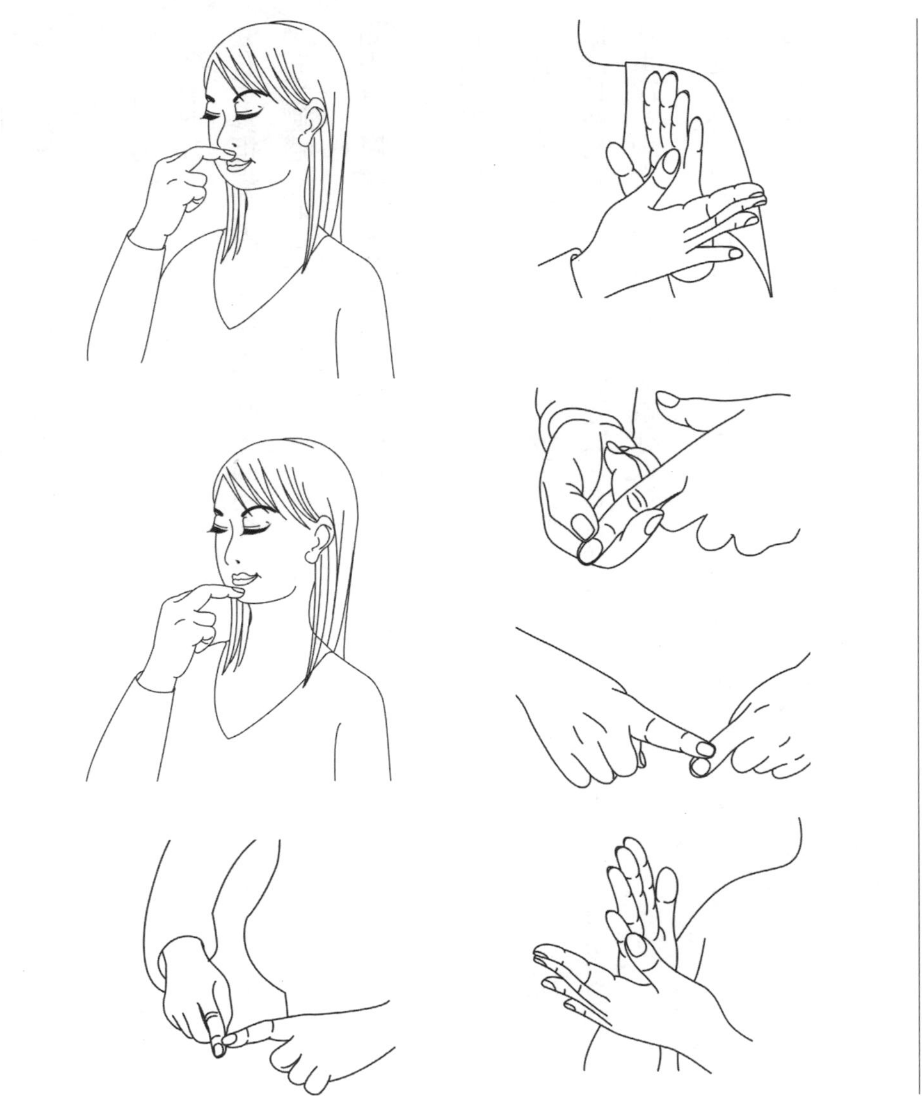

- 左手側邊（心理逆轉點）
- 左手食指指尖內側（作手刀時，面向你自己這邊）
- 鼻子下方
- 嘴唇下方
- 鼻子下方
- 右手食指指尖內側（作手刀時，面向你自己這邊）
- 右手側邊（心理逆轉點）

如果有多層次的逆轉，則可以重複這個敲打程序幾次，直到抗拒或焦慮完全消失。

日常中的阻礙現象

我發現在治療過程，往往只要輕敲手的側邊便能夠消除簡單的心理逆轉。然而，對於層次比較複雜的逆轉，則鎖骨呼吸法會比較有效，珍妮的方法則介於這兩者之間，往往重複一兩次，便讓治療能夠順利進行。

除此之外，也可以進行TAT，來消除逆轉或對於治療的任何抗拒懷疑。

如今，清除這些阻礙療癒的不同「部分」，或平衡能量紊亂的狀態，已經成為我治療過程裡相當重要的一環。

在我書寫這本書時，常面臨心理衝突的現象。有部分的我抗拒著不想書寫，不斷分心去做家事，這時候我往往做鎖骨呼吸法，來平息躁動不安的那部分自己，才能坐下來專心寫作。

注意內在的竊竊私語

TAT並不特別談論心理逆轉，但是它的步驟裡，有一個叫做「部分」的步驟，處理的是曾經從這個問題而得到好處的任何部分的自己，通常也正是這些部分會緊抓住問題不放。

許多人這時會訝異，執著於問題能有什麼好處？

好處可多了，可以隨時保持警惕，以免再度受到傷害；可以繼續當受害者，把責任歸咎他人；可以停留在熟悉的過往，不必改變，不需要把自己推向生命的未知……。

如果一個問題已經處理過許多次，卻仍反覆出現，療癒進展看似停滯不前，塔帕思建議我們回頭仔細檢視當事人內在禁止療癒發生的想法，她稱它們為「Stoppers」。這些想法通常出現在當事人不經意說出來的話，諸如：「這問題太久了，不可能解決的。」「這問題太龐大太複雜，我沒辦法處理。」「我已經習慣它了！」「我已經嘗試了所有的方法都無效！」「就算改變了，效果也不會持久。」等等。

這些想法乍聽之下好像隨口說說，不足為懼，但這裡的每一句話，都擁有障礙療癒的法力，必須要先消除之後，才能繼續進行療癒。平衡這些想法，最管用的還是TAT。

除此之外，我們也可以問當事人，「當你想像你不再有這個問題的時候，生活會怎樣？」這個簡單的句子有時候像是仙女的棒子，輕輕一點，真正的障礙原形畢露。我曾經得到的答案包羅萬象，包括：

- 我就不能再和有共同問題的朋友們分享感覺了。
- 我會感覺很失落，好像有一部分的自己不見了。
- 我便得面對接下來更棘手的問題。
- 家人可能會排擠我，畢竟全家人都有這個毛病。
- 我怕會無法應付生活即將來臨的改變。

有一個長年生病的個案，她擔心若自己病好了，母親就會不久人世，因為她相信年邁的母親是為了照顧她才勉強活著，她的病成為母親活著的動機。這麼一來，折磨了母親，也苦了自己。

療癒必然伴隨的改變，以及隨之而來的責任，常常是讓當事人怯步不前的原因。上述的想法和原因一旦能夠曝光，都可以使用TAT輕易的轉變它。

繼承而來的創傷和態度

然而，也有上述這些處理逆轉或障礙的方法都無法奏效的情形。這是因為，我們的創傷、態度以及行為模式可以是遺傳而來的。因此，問題不僅可以源自個人的經歷，也可以來自家族、群體或部落的集體意識（註6）。

因此，如果一個家族都有同樣的態度或思維方式，那麼這個問題存檔的地方極可能是在非個人的場域，而是在範圍更大的家族場域，這時，能量場的紊亂或逆轉則可能來源於此（請參考頁161〈肌肉測試〉之「辨識沿襲自家族的問題」）。除此之外，你也可以肌肉測試你的族群（group）或部落（tribe）的場域，是否有逆轉情形，是否允許你放下這些問題。

無論如何，只要這些潛意識的想法能夠曝光，便能夠釋放，使用什麼方法完全是個人的偏好。

因為能量心理學界這些前輩再接再厲的臨床實驗與分享，也因為肌肉測試的出現，使療癒能夠跨越狹隘的意識層面，直接針對潛意識所有頑固抗拒的部分來工作，徹底改變控制著我們的程式（programs）。正因為如今，療癒的進程和影響力已經遠遠超越我們有限的認知。

或者應該說，我們對療癒的認知、以及我們的自我覺察，正面臨全面的瓦解與重建。療癒起或不起作用，不再是一個簡單的是非問題，甚至是個體意識、潛意識與集體無意識之間的角力，裡面有說不完的故事。

註1：《能量心理學》，p.103。

註2：參考湯普森所著之《敲出你的生命力》（*Tapping for Life*），p.89。

註3：《敲醒心靈的力量》，頁244-255。

註4：《敲出你的生命力》，p.49-50。

註5：同前。

註6：《心理分析的能量心理治療》，p.218-219。

這一切經得起檢驗嗎？

創傷可以驟然發生，也可以迅速解除。我們的身體持續在準備要消除所有的折磨，以及因此而來的情緒和心理的不平衡。這個過程可以深入到能量的層面，而這能量正是組織、彰顯、形成我們意識底層的東西。當這個層面的療癒發生時，患者會驟然明白，原有的問題或不舒服不再能夠困擾他。——詹姆斯．歐斯曼（James Oshman，註1）

的確，在外人看來，能量心理學的介入療法必然很詭異。

除了心理治療所熟悉的談話、曝光療法（exposure）、重新建構認知行為外，時常還包含了對一般人相當匪夷所思的手法；像是數數、哼唱、敲打穴位、移動眼睛、碰觸脈輪、導光、冥想等。這些手法的作用除了消解症狀、平衡與重整能量場、降低情緒反應、平衡左右腦各部功能之外，有時也兼具催化自我反思、改變行為態度的功能。

能量心理學這把大傘之下，如今網羅了二十多種的介入療法，其中最廣為人知的是先前的篇章所介紹的EFT、TFT、TAT。這些療法固然手法互異，然而，它們大體分享一致的策略，那就是：在一個人談論他的問題、感受到相關的情緒，或把焦點放在困擾之處的同時，使用這些介入療法來調節當事人的能量場，以達到療效。然而，能量是無形的、難以計量的，也基於這種種緣故，這些療法並不容易用文字、語言來解釋，於是對能量醫療不解的人士常將之斥為是毫無科學根據、無法檢測的方法。

嶄新的治療模型

歸根究底，這些誤解源自於東西方不同的醫病觀念。能量心理學所呈現的是一個以能量為首的嶄新的治療模型，有它獨特的方法學和哲學。然而，對於架構在西方認知傳統的醫療體系而言，「精微能量」和「能量場」的存在與否是可疑的，可是，最令人頭痛的是這些方法所展現的療癒速度和力量，有時候像是在變魔術，完全違反傳統醫療的進行邏輯。正因為難以理解，於是有些當事人會找其他理由來解釋自己的好轉現象，無法認可這是他所接受的療癒所產生的尖端效果。

一般醫學上認為最棘手的幾種症狀，諸如恐懼症、創傷後壓力症候群、過敏症，在能量心理學卻舉重若輕。想想看，卡拉漢大膽宣稱在五分鐘之內能治好一個人的恐懼症，而TAT和EFT分別透過臨床實驗，證實經過短短幾個小時的治療，便能夠卸除從戰場返鄉的士兵們經年積累的創傷後壓力症候群。這些驚人的成效是現行的醫學體系所無法解釋或想像的，也因此招致一些既有組織的排擠和質疑（註2）。質疑當然是健康的，也是必要的，海德格（Martin Heidegger, 1889-1976）不是說了嗎，我們所有的詮釋都以自己先有的價值座標為基礎。就人類整體文化的演進來看，對於新事物和新觀念的抗拒排斥，不也總伴隨每次的革新與突破？經驗是難以傳遞的，科學的實證和解釋總是遠遠落後臨床出現的成果。

想想看，印地安的薩滿在施行能量療癒幾千年之後，有天醒來，突然發現量子物理學家坐在屋子裡侃侃而談，證明他們的療癒手法的確有些科學根據。而在能量心理學的領域，第一代的研創者，譬如塔帕思或卡拉漢等人，他們一開始未必能夠充分解釋他們的方法是如何起作用，只是迫不及待分享自己在臨床上的新發現。TFT穴位輕敲打的系統規則，並不是理論推算的結果，而是卡拉漢透過無數的臨床案例，去蕪存菁所歸納出來的有效公式。幸運的是，這次我們不必等個幾千年，科學和靈性在二十一世紀已經愈走愈靠近了。

能量心理治療的證據

晚近十多年來，EFT、TFT和TAT這幾個療法所披露的大量成功案例，讓我們看到，不僅是自我療癒的個人使用者倍增，把這些方法整合於心理諮商、精神醫療甚至其他科別的治療師和醫生也與日俱增。因此，我想闢出一點空間，看看目前所呈現的一些臨床的實例和系統化的研究成果。我的用意不在於說服那些緊抱自己價值座標的懷疑論者，或是為我自己相信的東西辯護，而是希望大家藉此看到這些方法的優勢和可以使用的幅度，包括在大型天災人禍之際它所可能扮演的角色。

目前坊間可以取得的資料大致來自三個方面，首先是這些方法的臨床報告和個案故事，其次是系統化的研究觀察與對照試驗的成果。最後，透過最先進的科學儀器，我們可以立即檢視這些介入治療的效果所導致身體的實質變化。因為篇幅的限制，我僅在每個項目擷取少數代表性的例子。

臨床療癒的迴響

臨床療癒的迴響是目前資料最豐富的一環，它集結了治療師的個案研究、自我施行療癒的人，和接收療癒者本身的迴響。

光是美國能量心理學協會（Association for Comprehensive Energy Psychology, ACEP）的網站便記錄了逾五千起的臨床案例。EFTUniverse.com的網站搜羅了超過五千則使用EFT成功的故事，並把個案細分為二十二個主題，從背痛到上癮症，從焦慮到厭食症，你想得到的常見的問題大概都有報告。這大概是公眾分享空間規劃最好的一個能量心理學網站。

在EFT的官網上（emofree.com），蓋瑞．奎格以視訊和文字並行，網站提供的許多DVD，便收錄了超過兩百個EFT療程。其中最令人印象深刻的是一個返鄉士兵的故事。

這個士兵由於五十多次的戰區跳傘經驗，有嚴重懼高症，除此，他還經年受到「回閃」（flashback）和失眠困擾。儘管他接受了長達十七年的心理治療，這些症狀卻依然如影隨形。然而，在短短的五分鐘EFT療程之後，困擾他十多年的懼高症竟然完全消失了。為了檢視療效，治療師請他走到三樓高的防火梯前方，他依然感覺不到任何焦慮。

TAT網站上（TATLife.com）也收錄了上百則故事，無論是性侵、過敏，個人創傷或自然災害導致的集體創傷，TAT都發揮迅速的療效，而且通常是只經過短短一兩次療程，便改變當事人的現況。有許多次，在我和個案第一次會談時，便著手以TAT處理困擾了他們長達數十年的創傷，這些創傷包含親人驟逝、強暴、虐待等等嚴重的打擊。

如果你到TFT的部落格逛一逛，便會發現所有心理治療常見的議題，都有個案現身說法，它甚至對於受創的動物也很管用呢。我最記得的是有匹很怕人（尤其是男人）

的牝馬，牠因為馬蹄太長，卻無法修磨而很不舒服，不幸的是，當地唯一的獸醫是個男的。獸醫說必須讓牠全身痲痹才能為牠修馬蹄，但女主人不願意冒這個險，於是採行TFT。這匹馬在主人對牠施行TFT的創傷規則之後，立即全身放鬆，幾乎睡著。牠從此不再怕人，馬蹄自然也順利修剪。

幾個系統化的實驗

EFT和特殊恐懼症

想不到吧！關於能量心理學第一個嚴謹的系統化實驗是發生在澳洲。二〇〇三年，心理學家史蒂夫．威爾斯和他的同事發表了一個針對EFT的療效所進行的隨機對照試驗（Randomized Controlled Trial, RCT）。對象是一群對昆蟲和小型動物患有特殊恐懼症（phobia）的人，老鼠、蜘蛛、蟑螂都是名列前茅的恐懼事物。他們選擇比對的方法是「橫隔膜呼吸法」，據說這個深呼吸的方法能夠讓身體極度放鬆來削減恐懼。實驗對象有三十五人，隨機分為兩組，分別接受三十分鐘治療。為了做比對，這兩組人都在執行方法時，重複訴說類似的陳述句子，譬如：「我對蟑螂的恐懼。」不同的只是EFT這組人敲打特定穴位，而橫隔膜呼吸組的人則進行深呼吸。結果證實，EFT對於恐懼症的療效遠超過橫隔膜呼吸法。而且，在六至九個月後追蹤，仍然維持良好的療效。

TAT和長效減重

根據調查，美國人口當中超過百分之六十五的人有肥胖症。到底要怎麼樣才能夠協助為數眾多的美國人減重，一直是個難題。為了找到對付肥胖症最有效又經濟的方法，凱瑟健康研究中心（Kaiser Permanente）在二〇〇七年斥資舉行一個大型的試驗，比照TAT、氣功，以及支持團體（Self-Directed Support, SDS）這三種方法對維護減重的效果。它們遴選九十二個人參與實驗，這些人事先都減重三．五公斤，然後隨機分派到這三個團體之一，在十二週之內，分別受訓十小時。

六個月後進行追蹤時，發現執行TAT這組人體重幾乎仍維持原狀，平均僅上升〇．二五公斤，支持團體那組人的體重則上升了一．五公斤。至於氣功呢，大部分參與者說太難了，許多人半途而廢，因此體重大幅回升。和其他兩個方法相較之下，TAT的簡單、容易上手是很大的優勢，因此深具推廣潛力。

事實上，TAT的「減重計劃」（Weight Loss Program）深入淺出。它循序漸進的清理你的負面信念，過去發生的事故，還有觸發飲食過量的一些習慣，因為我們常不自覺以食物來擋開尚未療癒的創傷事故所帶來的壓力，所以一旦卸除這個壓力的來源，通常便也消解對食物過度的渴求。

南美洲的大型比對實驗

截至今天，對於能量心理學最大型的比對實驗出現在南美洲，由針灸醫師侯健・安德烈醫生（Joaquin Andrade）和他的同僚聯合在阿根廷及烏拉圭的十一個診所進行。參與實驗的治療團隊是由二十三個醫師、八個臨床心理師和兩個心理健康諮商師、兩個護士所組成。從九〇年代開始，這個實驗跨時十四年，總共治療了兩萬九千個罹患各式各樣焦慮症的患者。治療師們使用穴位敲打的方法（TFT或EFT）來比對原來既有的認知行為法和藥物治療，然後讓患者自行評估效果。他們採用電話訪談的方式，來記錄療效。實驗結果呈現，TFT和EFT的效果凌駕所比對的傳統治療方式。

除此，安德烈還對五千個患有各式各樣焦慮症的人進行一個子實驗，前後歷時五年半。其中一半的人接受TFT治療，但是不用藥物；另一半的人則接受認知行為法結合藥物的治療。結果使用TFT這組人有百分之九十顯示清楚的進步，而認知行為這組有百分之六十三；其中症狀完全消失的案例，TFT這組高達百分之七十六，認知行為這組則是百分之五十一。一年之後追蹤發現，TFT這組人焦慮症復發率比認知行為這組來得低（註2）。

這個可觀的實驗，證明了TFT透過簡單的穴位敲打，對焦慮症的效果遠甚於傳統的認知行為和藥物。我想，如果國家的健保單位願意開始使用TFT，不僅可以節省許多醫療費用支出，還可以大幅增加患者治癒的機會。

自然災難和戰後創傷

早在二〇〇〇年，TFT的全球學會（Global Institute）便派出一組治療師到科索沃（Kosovo）救助戰後難民。他們前後去了五次，幫助了一百〇五個人，處理的創傷合計兩百四十九件。難民年齡最小的是四歲，最老的是七十八歲，他們所經歷的創傷都很可怕，包括結隊強暴（gang rape）、酷刑、親人身亡、目睹大屠殺，甚至有些人本身便是參與軍事行動的行兇者。

參與救治行動的其中一個TFT治療師卡爾・強森（Carl Johnson）是個臨床心理師，他的專長正好是創傷後壓力症候群。根據強森的記錄，在這一百〇五個患者當中，有一百〇三人被治癒；而在兩百四十九起創傷記憶裡，竟有兩百四十七起完全得到平衡。所謂的「平衡」意思是，被治癒的患者回想創傷事件時，不再呈現任何後遺症反應（註3）。

後來，強森又返回科索沃四次，目的是訓練當地的TFT治療人員。他自己記錄了一百八十九個工作對象，總計處理了五百四十七個創傷記憶。除了兩個案例之外，其餘的人都成功醫治。追蹤的結果，顯示療效還是相當穩固。

雖然上述這些記錄，因為診斷資料不詳盡、欠缺系統化的控制對照，而為人詬病；主要原因是，在戰後災區進行這樣的試驗本身就困難重重。然而，高達百分之九十八的成功數據，依然令臨床醫師雀躍不已。

強森接下來在剛果、南非都進行了類似的救助行動。

還有一個在盧安達大屠殺之後針對受創青少年的療癒研究（註4），由強森的同事，心理學家沙凱依（Sakai, C.）負責。在二〇一〇年，他們從一百八十八個在大屠殺生還的孤兒當中，遴選創傷後壓力症候群最嚴重的五十名少年。這些人在大屠殺已經過了十二年之後，還有夢魘、尿床、具侵略性、無法專心等等典型的後遺症，嚴重程度都遠超過美國精神醫學會所認定的官方標準（註5）。這些青少年在接受單次的TFT治療之後，重新接受評估，結果只剩下百分之六的人還符合這些後遺症的指標。TFT的單次療效教人不可思議，想想看這些和夢魘纏鬥了十多年的青少年，在簡單的穴位敲打治療之後，終於能夠揮別過往，安穩睡覺和生活，令人不得不再度感謝卡拉漢的發明。直到如今，TFT的聯合組織仍持續在盧安達進行救助和訓練。

從上述的記錄和晚近的報告，我們看到能量心理學的介入治療，在世界各地大型災難過後的救助和心理重建，逐漸扮演相當重要的角色。

印尼、墨西哥、尼加拉瓜、委內瑞拉、哥倫比亞的救災組織，分別在水災、地震、山崩等等災難發生之後，教導成千上百的災民使用TAT。TAT的基本法則也納入前線救災人員的訓練守則裡。

海地大地震後，EFT治療師瓊—米雪兒．古海（Jean-Michel Gurret）接受慈善機構的邀請，到災區教導災民們使用EFT。在紀錄片裡，我們看到一個喪失雙親的十歲孤兒抱著泰迪熊，對牠進行EFT（以熊來替代自己作療癒）。她原來僵滯的表情，慢慢舒展開來，綻露靦腆的笑容（註6）。

每次讀到這些實驗結果，都想，應該把所有的救災組織集合起來，訓練救災人員使用TFT、EFT，和TAT。這些強而有力的介入療法，不僅讓救災人員能夠幫助生還者，它也同時幫助了救災人員本身釋放創傷。二〇一三年年初，我受邀請到高雄的社會衛生局教授一群社工使用TAT。其中有幾位社工負責偏遠山上的地震災區。他們說每次開車回災區輔導，經過迂迴的山路都心有餘悸。經過TAT的治療，這幾位社工都釋放了長久以來的焦慮。其實，需要心理重建的不僅是受難者，救助者也常背負沉重的創傷和壓力。

腦波和心跳

前述主持南美洲實驗的安德烈醫生在進行比對實驗的同時，以腦電波記錄（EGG）追蹤焦慮症患者在獲得治療前後的腦波變化。

我看這兩組對照的腦波圖很有趣。一般正常人的腦波掃描呈現均勻的深藍色，而焦慮症患者的前腦和中腦部分卻有很多紅色和粉紅色區塊，只有在後腦呈現很小的藍色區塊。這位患者在四週的TFT治療期間，腦波逐漸產生明顯變化。隨著治療次數的增加，他腦波圖裡的藍色區域開始增加，而紅色區域逐漸縮小，藍色區塊從中腦的部分慢慢擴散取代紅色。在第十二次治療之後，腦波掃描大致呈現藍色，紅色與粉紅色區塊都不見了，十分接近一般人的腦波應有的狀態。

除此之外，安德烈還比較了兩組接受不同治療的焦慮症的病人的腦波反應；一組使用藥物控制，另一組施行能量心理學穴位刺激的療法。雖然兩組人的焦慮都在治療之後明顯下降，但是從腦波記錄來看，使用藥物這組人的腦波並無顯著變化，而使用能量心理學這組人的腦波則變化相當明顯。兩相比較之下，我們知道，藥物不過是暫且抑制症狀，並沒有解決問題的根本（註7）。

其實還有許多沒有對照組的實驗研究都很有意思。它們從不同的角度證明能量心理學的介入治療對於看牙醫的焦慮、運動員的表現，甚至改善視力，都很有成效。可惜的是，大多數的實驗都還是以ＥＦＴ、ＴＦＴ為主要研究方法，只有極少數是針對TAT或其他能量介入療法，至於這些方法之間的比對實驗，至今仍嚴重從缺。為了明白這些方法對於不同症狀所產生的成效差異，這是有待努力的地方。

註1：參考道森・卻曲（Dawson Church）所著之《在你基因裡的精靈》（*The Genie in your Gene*），p.222。

註2：參考大衛・芬斯坦（David Feinstein, Ph.D.）所撰寫之〈Energy Psychology: A Review of the Preliminary Evidence〉，p.4。

註3：南美洲實驗的詳情請參閱：http://www.bmsa-int.com/2013/09/24/the-south-american-studies/

註4：沙凱依的盧安達研究實驗，http://www.ncbi.nlm.nih.gov/pubmed/20828089

註5：這裡根據的是美國精神醫學會出版的《精神疾病診斷與統計手冊IV-R》（*The Diagnostic and Statistical Manual of Mental Disorders IV-R*）所界定的標準。

註6：關於海地的EFT救助短片，可以上You Tube連結觀看：http://www.youtube.com/watch?v=n4SkXvDVjRQ。也可以鍵入關鍵字「Jean-Michel Gurret Haidi」搜尋。

註7：這個實驗的腦波掃描圖像，請看：http://www.innersource.net/ep/epresearch/6.html

療癒的變遷

我認為未來的療癒會把重點放在健康安寧，而不是放在疾病。我預測我們會看見的健康會更趨向身心一體的健康；因此所謂的健康不僅是實質的身體，還會包含心智、情感、以及靈性自我，這一切都將透過身體來表達。——卡坦絲．帕特

能量心理學的演變

二〇一三年五月，乍暖還寒，春天來得特遲。我裹著毛衣圍巾，走在比利時首都布魯

塞爾街上，循著手上iPhone的地圖，前往能量心理學研討會Healing-Highrise。沿途，經過許多新舊建築比鄰而居的住宅區，五顏六色的鬱金香在街道兩旁盛放。布魯塞爾很特別，是少數把新舊房子融合得恰到好處的城市；舊建築有風采，新建築有朝氣，相得益彰，毫不勉強。研討會座落在東南邊一個文化中心，邀請了老一輩的能量心理學研發者，和新一代的革新者。

十五年前，蓋瑞・奎格邀請來自世界各地的心理學者及治療師齊聚加州，和大家分享當時才誕生的EFT以及幾個光芒初綻的能量心理學方法。那時候「能量心理學」這個名詞甚至都尚未出現呢！當年的奎格意氣風發，他很篤定的宣佈：「新的療癒型態就要興建高樓大廈（high-rise）了，我們現在正站在第一層樓。」這些人受了啟發，回去各自咀嚼反芻，於是能量心理學以更新的面貌在世界各處落地生根，開枝散葉。

十五年後，這些第二代的革新者滙聚為能量心理學的新潮流，在這次的研討會上領銜演出。透過瓊・迪堡（John Diepold）、珊蒂・羅朵斯基（Sandi Radomski）、威廉・拉馬斯（Willem Lammers）、思維雅・哈特曼（Silvia Hartmann）、大衛・雷克和史蒂夫・威爾斯這些療癒者／心理師精彩的演說和示範，我看到了能量心理學這些年來的演變和動向。我感覺我們已經站在這棟大廈的第二層樓了！

在相當程度上，能量心理療法更密切的融入傳統心理治療裡，然而，別開生面又自成一格的新方法學也相繼出現。

首先，穴位的運用逐漸脫離了原先EFT或者TFT的特定穴位，新的穴位出現了。史蒂夫・瑞得（Steve Reed）的Remap引進六個新的舒壓穴位，在研討會當中頗受歡迎（註1）。還有，手指尖的穴位也被廣泛採用。來自澳洲的雷克和威爾斯在諮商時，便要他們的治療對象在談話時不斷以自己的拇指輪番敲打所有其他手指指尖的穴位。他們把這個比EFT更簡便的穴位刺激法，稱之為SET（請參考頁113〈情緒釋放的技巧——EFT〉）。

穴位不再是療癒的必要條件

然而，穴位究竟是否為治療的必要條件？這些年來也有爭議。迪堡、羅朵斯基、拉馬斯、哈特曼這些人已經不再採用穴位或經絡。這些人的方法學大致來說涉及以下幾方面：利用語言的力量下達指令給無意識，輸入新的正面信念，使用心的能量來轉化問題和情緒，與最高的靈性自我（higher self）連結，重整訊息場裡錯置的能量斷片等等。

其實，開創BSFF的拉瑞・尼姆斯早在十多年前便不用穴位了。這位能量心理學界的耆老認為：「所有心理問題的癥結不在經穴，而是在無意識所寫入的程式。尚未消解的情緒和信念會儲藏在我們的無意識層面，繼續引發自動反應，直到我們釋放它們。」尼姆斯的BSFF，我十年前在布萊頓的能量心理學研討會上便體會過，他可以說是意識療法的先驅。這些年來，他不斷改善BSFF，推出更周全精良的版本。

這位老先生雖然視力衰退，需要別人攙扶上台，然而一談到他所熱愛的療癒方法，熱情依然不減。

療癒和靈性融合為一

不過，珊蒂・羅朵斯基卻跨入比無意識更深的靈魂意識去進行療癒。她提出一個深具創意的五步驟療癒法則叫做：「請求和接受」（Ask & Receive）。她相信我們的高層心靈（意即一般所謂的「真我」或「高我」，靈魂意識），這部分的意識體擁有所有的資源，它知道我們的困難從何開始，也知道如何解除它療癒它。這個「真我」，即是一般靈性學所說的「與宇宙萬物合一」的靈性意識體，這是相對受限於狹小自我認同的「小我意識」（Ego）。羅朵斯基此舉徹底扭轉了療癒的焦點和進行方式，她不再專注於創傷的釋放，而是著重於與內在的「真我」意識連線來執行轉化的任務。譬如說，你有習慣性的焦慮行為，一般的能量心理學方法（EFT或TFT），會使用穴位敲打來降低這個容易焦慮的傾向，或是去療癒造成這個傾向的過去事件，羅朵斯基則反其道而行。她邀請你以意念與內在的真我取得連繫，因為這部分的意識已經知道如何放下焦慮，接下來是請你的「真我」把這個「know how」的知識傳遞下去，教導其他部分的你該怎麼做。藉由五個簡單的步驟，下達指令，讓「真我」把訊息傳遞給你的身體、心智和心靈，直到你所有的部分都知道如何放下焦慮。

羅朵斯基這個出發點把療癒推進全然不同的層次。她甚至使用這個方法療癒嬰兒在母親懷胎期間、出生過程或襁褓時所遭受的創傷，包括嬰兒還在母親子宮裡所承襲自母親的議題和負面想法（註2）。

聰明的她把這方法的簡易步驟印在自己的名片上發給大家，名片上有她一頭捲髮的大頭照，真是高竿的行銷。這張名片好比一個高次元的通行證，它通向無邊的療癒資源，而且可以無限次使用。近來，我自己在療程當中，不管使用的是什麼介入療法，經常穿插使用羅朵斯基的這方法，因為它能夠在極短的時間賦予當事人大量的資源，這時候，他們對面對問題的自信會油然而生。有個已經和我工作了一年的個案A，個性上的弱點一直是她的致命傷，一遇見比較強勢的人，她會變成情緒化的受害者，無法順暢表達自己的意見。當我使用「請求和接受」消弭她在嬰兒時期形成的所有負面想法之後，A的進步非常顯著。她開始有勇氣去回應或挑戰親近之人對她不合理的要求，而她和父親的關係也好轉了。

羅朵斯基的作法，用今天大家比較容易明白的術語來解釋就是，她直接把你的生命所需要，但是欠缺的認知、感覺、或行為從雲端下載，只不過下載的資料來源不是銜接到電腦的雲端，而是你自己最高層次的靈魂意識——相當於另一個層次的雲端。這個下載的先決條件是信任每個人都擁有最高靈性的層次。在這個本質的層次，每個人都能夠連結集體意識的能量訊息場，以及你個人的心靈所有積累的智慧，於是，無論面對任何情況，你都有辦法去應對，也知道該怎麼做。

有天午休，我正在研討會會場的書攤瀏覽，才拿起一本書，身後就有個男人以低沈的聲音說：「這本書很棒，因為是我寫的。」我一驚回頭，原來正是《心意綜合法》（*Logosynthesis*）作者威廉．拉馬斯，他俏皮的對我眨眨眼。這個瑞士的臨床心理學家認為，我們一切問題的來源，都是由於有一部分的能量錯置，或凍結在某個時空當中，不再流動。所以，我們必須將自己分離散落的能量碎片「召回」，才能恢復我們的完整性；也必須將別人滯留在我們身體和場域裡的能量碎片都釋放，讓它們物歸原主。如此一來，我們的能量就能夠恢復通暢。

拉馬斯和羅朵斯基一樣，都相信療癒必須和更高層次的靈魂意識取得連結。透過高我的協助，我們所意圖療癒或改變的事便可以快速完成。

從這個趨勢看來，療癒和靈性不僅是並肩同行，簡直就是相濡以沫，逐漸融為一體。如果療癒就是在修復因為創傷而分裂的能量場，召回並整合所有分離散落的部分自我，使自己恢復完整性（wholeness），就這個層面來看，不也正是靈性的轉化？所謂靈性的修持或靜心，不就是透過觀想、反思與覺醒，對自己的過往不斷接納、放下、重整的療癒歷程？而且，如果直接下載靈魂意識清明的智慧，能夠協助我們放下過往創傷所造成的負面印象，這不正是瞬間啟動的開悟之光？

心的能量和呼吸

然而，在整個研討會中，最讓我驚喜的還是心理醫師瓊．迪堡所提出來的「心的輔助療法」（Heart Assisted Therapy, HAT，註3）。迪堡使用心的能量、陳述意圖，伴隨呼吸調節來進行治療；這個方法可以輕易的與傳統的心理諮商結合，因為它讓當事人能更深入內心去覺察和轉化問題，而且它沒有繁複的穴位敲打程序，不過就是要你把雙手疊放在胸口（心的位置），觀想問題，然後深呼吸……這對一般人是個很自然的動作。

我們都知道，呼吸是帶動生命力最自然的媒介，但是很少有人知道，心的能量電磁場是所有器官裡最強大的，在身體週遭兩公尺都可以偵測到心的能量。當我們還是胚胎的時候，心是最先開始運作的器官，而且日後它依然持續將訊息透過心跳的節奏（共鳴）傳遞給身體每一個細胞。美國有個鑽研心功能的機構叫HeartMath。他們的研究指出，我們的情緒事實上顯現在心的節奏模式裡，而且情緒的頻率會調節並影響心的場域。於是，負面情緒，例如沮喪或敵意，若持續下去，勢必導致心的毛病，影響身體健康。

說穿了，我們的身體持續的接受每個心跳、每個呼吸，以及我們所經驗的每個情緒影響。

迪堡所使用的陳述句與EFT類似，也分成上下兩部分，譬如你所要處理的問題是「兒子的行為讓我十分困擾」，你可以說：「在我心深處，我愛和接納我自己，即便我兒子的行為讓我很困擾。」陳述的同時把手交疊放在心輪，接著進行深呼吸。原本令人相當困擾的問題，通常在雙手位置交替幾次後，困擾指數便迅速下降。我發現，光是把雙手交疊放在心輪去觀想問題，這個姿勢本身便帶給人相當大的穩定力量，再加上深呼吸的作用，再大的情緒也瞬間沉澱下來。這個方法看似溫和，實則潛力無窮。

迪堡原本就是心理治療師，也是第一批接受TFT訓練的人。他頭髮花白，溫文儒雅，是個迷人的紳士。他的方法一如其人，也是溫文儒雅，像是在和個案一起做冥想靜心。有天和他共進晚餐，他告訴我，這兩年來，他捨棄比較機械式的穴位敲打，而採用「心的輔助療法」，因為這個療法結合了他所嫻熟的傳統心理治療和能量法則，治療師通常和個案一起把手也放在自己胸前（mirroring）來加深彼此的連結，他喜歡這樣感覺融洽的工作方式。

俗語常形容一個人的最佳狀態是「回到中心」，有些靈修傳統甚至專注於培育心的神祕力量。沒想到，如今在實際的心理治療當中，心的力量竟開始佔一席之地。

各擅勝場的療法

接下來，我們不禁要問：能量心理學的方法有那麼多種，有些使用穴位，有些使用意識，有些則使用穴位加上意識，還有些使用心的能量，到底在什麼情況下要選擇什麼方法呢？

沒有人能夠知道確實的答案。

每一個方法的研創者總會宣稱自己的方法適用於所有的情況。然而事實上，大多數我所認識的治療師，包括我自己，經常會在幾個嫻熟的方法之間穿梭，憑藉直覺以及和當事人之間的默契來決定每次使用的治療方法，以達到最好的效果。每個人的能量體系都是獨一無二的。有些人對某些方法反應特佳，對另一些方法則無動於衷，毫不來電。只有透過實際上的使用與當事人的迴響，才能夠找到最適當的工作方法。

療癒本來便是多層次的活動效應。

歸根究底，我們究竟是在哪個層次施行療癒呢？是身體？能量場？情緒？或是心智？心靈呢？

我們所以為的身體這個「實體」，真的如我們所見嗎？

海森伯格（Werner Heisenberg）並不這麼認為（註4）。他發現，就連構成物質單位最小的原子，也找不到實質的屬性。意識才是一切存在的基礎。物質（matter），也是意識在眾多可能性之中做出的選擇所造成的結果。

因為提出量子理論而獲得諾貝爾獎的物理學家馬克斯．皮藍克（Max Plank），在一九四四年便說出這樣的預言：「我畢生對於原子的研究結果告訴我：根本就沒有物質這回事！所有物質的源起和存在，來自於一個力量，是這個力量讓所有原子的粒子產生振動，並且在此刻的太陽系讓這個原子凝聚在一起……我們不得不假設，存在於這個力量背後的是一個意識，而且它是有智力的心智。這個心智是一切物質的母體（matrix）。」

量子物理的確刷新我們對物質的認識。

愛因斯坦有句名言：「能量是掌管一切物質的中介。」

丹麥物理學家尼爾斯・伯（Niels Bohr）的說法更玄妙了：「所有我們認為是真實的東西，都是由我們不認為是真實的東西造成的。」

既然我們的身體本質上並不是物質，控管物質的其實是非物質的能量或意識，那麼把身體當做物質來醫治的現行醫療體系，可以達到什麼效果？把身體當做機器來維修的牛頓時代醫病觀，還可以走多遠？

訊息療法

人類的身體基本上是有著精密結構的訊息場。

澳洲醫生彼得・費瑟（Peter Fraser）所看到的身體是個巨大的訊息系統。這些層層疊疊的訊息場有次序，有結構，它們可以和能量兌換，與我們七十兆億的細胞互通有無（註5）。

所以說，訊息是能量，能量也是訊息。誠如宇宙的訊息場正在引導整個宇宙自然的前進，生物的訊息場（bio-field）也正在引導生物的生長。依此類推，不難理解費瑟的觀察。人體的訊息場，就像是軟體程式，我們的器官則是硬體；是軟體在操控著硬體的運作。

費瑟說，混亂的訊息會導致疾病。一旦身體訊息場不再有扭曲的訊息，你體內的化學反應會變得正常，生理機能也會恢復作用。因此我們若能夠以正確的訊息，來矯正能量場內混亂的訊息，就可以恢復健康。

基於這個原理，費瑟和電腦程式軟體工程師哈利．馬賽（Harry Massey）合作，發展出一套系統，叫做NES（Nutri-Energetic System），這套系統透過一個類似滑鼠板的儀器掃描你的手，來偵測你的整體生物能量系統，辨識哪個部位的場域虛弱，需要補強。然後，治療師給你所需要的載有正確訊息的小瓶「訊息藥劑」，每天和水服用，來增強那特定部位的能量驅動（energy drive）。這是訊息療法結合生物科技的新療法。

我自己曾經嘗試過NES療法，那軟體設計得十分精妙，它把身體區分為十六個能量驅動部門（driver），肌肉組織神經細胞、心肺脾胃各類器官都是個別的能量驅動部門。一次診斷之後，電腦便會輸出洋洋灑灑數十頁的健康分析報告。那次，它也果真測出我的脾胃虛弱等等常年的毛病。我依循指示，乖乖服用六個小瓶訊息藥劑。一個月之後，的確感到精神體力都有改善。

目前大家比較熟知的順勢療法（Homeopathy）和花精療法（Flower Essence）都是訊息醫療的一種，其目的都是針對身心需求，以訊息頻率來調節我們的精微能量場。

光和聲音的振動療法

振動頻率療法（Vibrational Medicine），一般是指刻意使用特定的頻率來影響或抵銷另一種頻率，使身體恢復平衡狀態。現行的醫學體系裡，雷射以及超音波技術也是這個範疇的產物。在另類療癒裡，聲音和光是最常用來改變和調整一個人頻率的媒介。

「了解了聲音的祕密，也就了解了宇宙的祕密。」蘇菲大師音那雅．康一句話，道出聲音的神祕力量。

蘇菲的冥想練習裡，使用許多聲音的練習來轉化意識，達到更高層意識（higher consciousness）的境界。人聲本身是最具可塑性的樂器和療癒工具。當我們發出聲音時，全身每個細胞都受到震動調諧，而且不同的母音和音高會啟動不同的脈輪，使失衡的脈輪恢復活力。薩滿和原住民的療癒者，老早就明白聲音的祕密，他們藉由吟唱、鼓聲、鑼聲或其他樂器來淨化身體，排除毒素和疾病。在遠古的希臘，畢達哥拉斯也使用對病患朗誦優美的詩篇來治病。朗誦可不是隨便唸唸書，而是高明的聲音治療；他教導學生有技巧的調製聲音、搭配愉悅的節奏來朗讀，使傾聽的病患身體和靈魂能夠同時恢復平衡。說真的，如果能夠回到希臘時代，我只有一個心願，就是聽畢達哥拉斯朗誦詩篇。

我們大概都體會過，當一把樂器在一個大師手下奏出和諧的樂音是多麼撼動人心，甚至能夠瞬間把我們的存在提昇到更高的境界，也就是更崇高的秩序與和諧。

聲音療癒專家湯姆·肯庸（Tom Kenyon）發展出一套聲音治療的方法。他教我們以意念（訊息）和聲音（振動）結合來消解病況所聚集的能量，然後再以另一組聲音和意念結合來輸入正向的訊息，讓患者重返健康。肯庸的工作原理和薩滿的古老療法雷同，不過他把這個原理系統化，讓不是薩滿的你我等人都可以學習使用。這是整合訊息療法和振動療法的療癒。

我曾經使用這療法，幫助一個個案K釋放困擾了他大半輩子的憤怒。在這之前我們已經嘗試了所有我知道的能量介入療法，雖然有很大的進展，但就是無法徹底消除K的憤怒。原因在於K是個虔誠的佛教徒，宗教戒律使他對於自己的負面情緒有很深的抗拒。一直到我們開始使用聲音，他壓抑多年的深層情緒才終於出現。我帶領K從微小的嘆息開始，慢慢表達出儲藏在腹部的情緒……。誰知本來瘦小靦腆的K，最後發出對父親憤怒的吼叫，幾乎把工作室的屋頂掀翻。更神奇的是，那次療程結束後，K站起跟我道別時，我發現他變高大了。

「不同的情緒狀態，會觸發人體釋放不同的肽胜，而這很可能會造成瞬間，甚至量子全面性的改變。這改變不僅會發生在意識層面，還會發生在行為、記憶，甚至體態上。」（註6）剛讀到卡坦絲．帕特這段話時，我半信半疑。然而，在目睹K瞬間「長大」之後，我不得不服氣。

聲音在此就形同一種能量的藥方，迅即影響人體的各個層面。

為什麼聲音具有這樣的影響力呢？辛蒂．戴爾說：「因為水傳導聲音的速度是空氣的四倍，尤其是我們的身體有七成都是由水構成。聲音傳送治療性振動的速度，遠比其他方法來得快。」（註7）

「聲音是以波的形式移動，然後會創造場。」她進一步解釋其運作原理，「特別的聲音會透過分子進出或穿透身體，而分子就像信息的轉運點。一個分子可以接收脈波的振動，然後將振動傳送到四周，這也說明為何聲音可以塑造或改變身體和身體的場。」（註8）

因此，許多療癒者喜歡使用水晶缽或頌缽，來清理我們的光場，泛音吟唱也可以讓身體恢復和諧。

近年來，科學也在振動治療的演進扮演重要的角色。

美國科學家塔德．歐弗凱第（Todd Ovokaitys）研發出的新雷射電磁波共振技術，據說可以製造出精緻的分子共振來增進生物的活力和化學反應，不僅可以治病，也可以促進養分的吸收。歐佛凱第也曾使用最先進的雷射技術來治療HIV。他抽取HIV帶原者的血液，使用精準的雷射光頻來抵銷HIV帶原者原有的血液裡病毒的頻率。之後，再把這部分處理過而呈現健康的血液注射回帶原者身上。於是，這一小部分健康的血液立即引起連鎖效應，顛覆帶原者的病情，使他在短時間內恢復健康。數年前，我在倫敦一個關於「場域」的研討會上，聆聽歐弗凱第的報告之後，一直忘不了這個使用雷射光來治療HIV的事，但也一直不明白為何這麼有效的方法沒有被醫療單位大量研發採用？

佛理茲—艾伯特・帕波（Fritz-Albert Popp）和海爾・普索夫（Hal Puthoff）博士發現，事實上，我們全身內外都浸浴在光場之中，而細胞和細胞之間是透過光在交談。光顯然可以促進細胞之間傳遞能量分享訊息，協助身體自癒的功能，也能改變我們體內的生物機能和化學作用的速度。諾貝爾得主艾伯特・聖—蓋奧若吉（Albert Szent-Gyorgyi）的研究發現，有些顏色的光甚至可以讓體內酶的效能足足增加五百倍。而彩光治療的關鍵，就在於使用正確的光或波長，來減輕病情，促進身體的修護癒合，甚至逆轉老化的跡象。例如，藍光可以治療季節性的情緒失調，而紫外線則能夠抑制細菌和病毒複製（註9）。

想法和意識的療癒力

不只是聲音或光的振動具有療癒的力量，我們的想法與觀感，也攜帶能量的模式（energy pattern），能夠瓦解問題、翻轉病情。

「意識是疾病或復原的關鍵，心智與身體之間的交互作用全仰賴意識斡旋。」迪帕・恰普拉這句話看來是在為「意識療癒」的方法學背書（註10）。

立普頓在《信念的力量》一書中，反覆陳述的重點便是：「我們的信念掌控著我們的生物學。」他的意思是，我們對於環境的觀感（perception），我們對這世界的想法和感覺，正在控制我們的行為。我們的身體會據此來選擇性的啟動某些基因，甚至改寫基因來因應我們的觀感。

我們的想法所帶動的影響力，決定於我們賦予這個想法的強度和時間的長度。我們所說的每句話，我們使用的字也都會牽動想法的力量。這也是為什麼，我們的意圖、信念、祈禱和冥想，對健康有很大的影響。當你很清楚你要什麼，而且你相信你的索求會得到回應，宇宙必然將依此運行。

所以，我們的責任便是為我們自己的觀感和信念負責。我們無法選擇什麼事件要發生，但是我們可以選擇如何對待所發生的事。

「意識」是深刻又神祕的存在。當我們改變意識狀態，我們便改寫我們的存在。我看到療癒正在闊步邁向訊息療法，振動頻率將會成為醫藥，或許「意識」在不久的將來會成為醫師的處方籤。

療癒不同層次的意識

量子物理學家勾子瓦米（*Amit Goswami*）寫了《量子醫生》（*Quantum Doctor*）一書，探討療癒的不同層次和面向（註11）。他將人體區分為五個層次的意識體，這些意識體像是俄羅斯娃娃那樣，一個疊在另一個裡面，由小而大依次為：身體感知、能量感覺、心智想法、超心智直覺、不受限的精神意識。他認為就算是呈現於身體層面的疾病，它真正的起源依然可能是在其他層次。譬如有人受傷了，唯物主義者會認為這是身體層次的問題；然而，若外科醫生動了手術後，這人依然沒有復原，這時候極可能是他能量場裡的健康藍圖出了問題，導致受傷的器官組織無法順利再生。這種情形，就得使用能量醫療來平衡（譬如針灸），或從心智的層次去轉化某些遭到扭曲的觀念。

疾病可以在身體層次呈現症狀，在能量層次讓你感覺不舒服，在心智層面教你感覺困惑不對勁，進而在超心智層面覺得自己是孤立的。為了要得到全面的療癒，這些層次都得納入考量。很多時候，我們同時得針對不同的層次進行療癒才行。從傳統醫療到針灸草藥到能量意識的轉變，這些方法的差異源自於它們是針對不同層次在工作。

有時候，療癒其實更像是一個靈修的過程。每個生命在每個階段的進化，自然會引領我們去尋求方法以療癒自己此刻能夠接納的層次。我一再發現，當一個人的意識開始覺醒、變得成熟、有更包容的世界觀時，他療癒層次也隨之變化，變得深刻、豐富、瑰麗，好像整個宇宙隨之起舞。這個人或許仍然擁有同樣的身體、工作、情感關係，然而，他對於這一切的經驗卻和先前天壤之別。

在量子物理學裡，有個很引人注目的實驗，叫做「雙重裂縫實驗」（double-slit experiment），為了要確定光子的本性究竟是「波」（wave）還是「粒子」（particle）。有意思的是，光似乎「了解」實驗者的企圖，當這實驗的設計（單一裂縫）是來讀取光的「粒子」本性時，光會表現得像是粒子。若這實驗是用來觀察光之所以為「波」的本性（雙重裂縫），則光會很配合的表現得像是波。對於這兩種並存的現象，科學家不得不宣稱光子既可以是流動如水的波也可以是固著的粒子，波和粒子都是光的屬性（註12）。

事實上，科學家們後來發現，不僅是光的屬性如此難以捉摸，我們物質世界裡所有的東西都同時具有「波」和「粒子」這兩種屬性。就連我們人也是一直在這兩種屬性之間遊移。

蘇菲先師維拉雅（Pir Vilayat）形容人的意識就如同鐘擺，一端的意識是瞬息萬變，隨著進化過程不斷轉換，這部分自我常飽受壓抑和限制；另一端的意識則是恆常不變，超越生死，這部分高層心靈體會存在是無限的，是自由與寧靜。大多數人的挫折與痛苦來自我們忘了鐘擺還有這另一端，忘了我們的本質是神聖的存在、靈性的化身。我們既短暫易逝，我們也永生不息。身為人的我們，其實永遠在這兩邊擺盪（註13）。

立普頓從研究最尖端的細胞膜力學而開悟，他興奮的發現，原來基因並不能操控我們，生命掌握在自己手中。盧波特・謝瑞克從生物型態場域看到，我們的生存與進化其實是仰賴與更大的訊息場的交流而來；換句話說，我們的意識、我們所傳播的訊息，並不會隨著肉體的死亡而消失，它還是永久存留在虛空中，在雲端裡。我們的能量與意識是不朽的。由量子物理的世界望出去，物質與能量是纏綿糾葛，萬物皆有靈，宇宙亦合一。最新的科學與靈性的洞見像是兩條河流滙聚成新的大川，療癒也在這樣的結合之下呈現新的氣象。

我喜愛我自己療癒的旅程，也喜愛伴隨別人走他的旅程。在別人身上我常看到自己；自己的過往和未來不斷在別人身上排演，好像有無數個平行的宇宙同時進行著。在生命的終極，在世界的盡頭，在宇宙星際浩瀚的深淵，我既是一切，而我也什麼都不是。

我和正在閱讀的你，透過這本書已經有了交集。

是的，我們的意識已經彼此滲透，我的世界必然有你，你的世界必然有我。

註1：史蒂夫・瑞得的網站上提供了 Remap 的工作手冊 http://remapinstitute.org

註2：參考羅朵斯基所撰寫之〈Heal Our Baby Protocol〉。

註3：http://heartassistedtherapy.net/About_Dr_Diepold.html 網頁裡有許多關於這個方法的研究及文章。

註4：海森伯格（Werner Heisenberg, 1901-1976）是德國物理學家，他發現量子物理作用原理，曾獲諾貝爾獎。

註5：參考費瑟和馬賽合著的《解碼人體場域》（*Decoding the Human Body Field*），chapter 9。

註6：《希望感覺良好？你需要知道的一切都在書裡》，p.187。

註7：《精微體》，p. 269。

註8：同前，p. 270。

註9：同前，p.236。

註10：迪帕．恰普拉為《量子醫生》寫的前言，p.10。

註11：《量子醫生》，p.68-69。

註12：《解碼人體場域》，p.46-49。

註13：參考維拉雅的著作《覺醒》（*Awakening*），p.4-5。

國家圖書館出版品預行編目（CIP）資料

原能量：穿梭時空的身心療法 / 王曙芳作. -- 初版. --
臺北市：心靈工坊文化, 2014.01
面； 公分. -- (Holistic ; 88)
ISBN 978-986-6112-93-5(平裝)

1. 另類療法 2. 能量 3. 心靈療法

418.995 102026539

Holistic 088

原能量

穿梭時空的身心療法

Fundamental Energy

Healing Across Space and Time

作者——王曙芳 Shu-Fang Wang

出版者——心靈工坊文化事業股份有限公司
發行人——王浩威
總編輯——徐嘉俊
執行編輯——周旻君
美術設計——雅堂設計工作室
內頁插畫——吳馥伶

通訊地址——106 台北市信義路四段 53 巷 8 號 2 樓
郵政劃撥——19546215
戶名——心靈工坊文化事業股份有限公司
電話——02）2702-9186
傳真——02）2702-9286
Email——service@psygarden.com.tw
網址——www.psygarden.com.tw

製版・印刷——中茂分色製版印刷股份有限公司
總經銷——大和書報圖書股份有限公司
電話——02）8990-2588
傳真——02）2990-1658
通訊地址——242 台北縣新莊市五工五路 2 號（五股工業區）
初版一刷——2014 年 2 月
初版六刷——2024 年 1 月
ISBN——978-986-6112-93-5
定價——350 元

心靈工坊 PsyGarden 書香家族 讀友卡

感謝您購買心靈工坊的叢書，爲了加強對您的服務，請您詳填本卡，
直接投入郵筒（免貼郵票）或傳眞，我們會珍視您的意見，
並提供您最新的活動訊息，共同以書會友，追求身心靈的創意與成長。

書系編號—HO088　　書名—原能量：穿梭時空的身心療法

姓名　　是否已加入書香家族？□是 □現在加入

電話（公司）　（住家）　手機

E-mail　　生日　年　月　日

地址 □□□

服務機構／就讀學校　　職稱

您的性別—□1.女 □2.男 □3.其他

婚姻狀況—□1.未婚 □2.已婚 □3.離婚 □4.不婚 □5.同志 □6.喪偶 □7.分居

請問您如何得知這本書？

□1.書店 □2.報章雜誌 □3.廣播電視 □4.親友推介 □5.心靈工坊書訊
□6.廣告DM □7.心靈工坊網站 □8.其他網路媒體 □9.其他

您購買本書的方式？

□1.書店 □2.劃撥郵購 □3.團體訂購 □4.網路訂購 □5.其他

您對本書的意見？

封面設計	□ 1.須再改進	□ 2.尚可	□ 3.滿意	□ 4.非常滿意
版面編排	□ 1.須再改進	□ 2.尚可	□ 3.滿意	□ 4.非常滿意
內容	□ 1.須再改進	□ 2.尚可	□ 3.滿意	□ 4.非常滿意
文筆／翻譯	□ 1.須再改進	□ 2.尚可	□ 3.滿意	□ 4.非常滿意
價格	□ 1.須再改進	□ 2.尚可	□ 3.滿意	□ 4.非常滿意

您對我們有何建議？

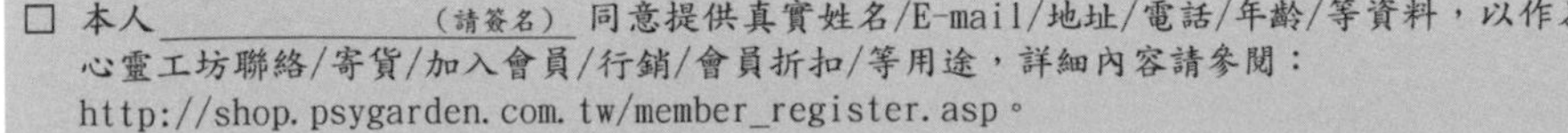

□ 本人＿＿＿＿＿＿（請簽名）同意提供真實姓名/E-mail/地址/電話/年齡/等資料，以作為心靈工坊聯絡/寄貨/加入會員/行銷/會員折扣/等用途，詳細內容請參閱：http://shop.psygarden.com.tw/member_register.asp。

廣　告　回　信
台北郵局登記證
台北廣字第1143號
免　貼　郵　票

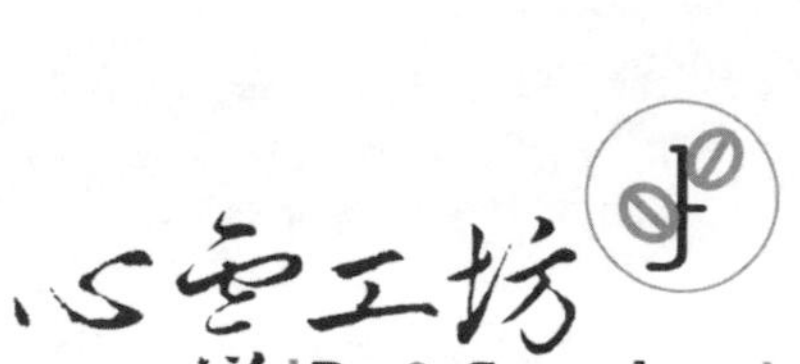

台北市106 信義路四段53巷8號2樓

讀者服務組　收

（對折線）

加入心靈工坊書香家族會員
共享知識的盛宴，成長的喜悅

請寄回這張回函卡（免貼郵票），
您就成爲心靈工坊的書香家族會員，您將可以——

⊙隨時收到新書出版和活動訊息

⊙獲得各項回饋和優惠方案

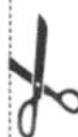